U0207397

后浪出版公司

龙层花
都市病家庭推拿法

龙层花 ⊙ 主编

世界图书出版公司

北京·广州·上海·西安

目 录 CONTENTS

前　言

脊椎病是多病之源。脊柱是人体的中轴，有如大厦的支柱，脊柱内有脊髓，是神经系统中的低级中枢（脑神经是高级中枢）。由脊髓发出的周围神经，支配全身肢体的运动功能和感觉；由脊髓发出的植物神经（交感神经和副交感神经），支配内脏器官的功能和全身血管的舒缩；心脏输给脑部的血液，需经颈部上行至脑，其中两条椎动脉和静脉穿行于颈椎横突之间，颈椎病发病时，椎动脉供血不足是引起头昏脑涨的主因所在。由此可想而知，脊椎病不仅会导致众所熟悉的颈肩腰腿痛，而且又是许多（目前已研究证明的有70多种）病症的病因之一。因此，拥有健康的脊柱，青壮年人工作时会感到精力充沛，休息时睡得好，从而体壮力健，精神舒畅；保持脊柱的健康，老年人可延年益寿，减少老年疾病。

脊椎病已从颈肩腰腿痛的骨科范畴，发展成为70多种临床常见病或慢性疑难病的脊椎病相关病因，用脊椎病因学理论诊断这类病症，能找到发病根源，达到"治病必求其本"的理想目的。

本书针对11种都市人常见的慢性病：头痛、肩颈痛、视力疲劳、过敏性鼻炎、失眠、高血压、肩周炎、腰背痛、膝关节痛、胃痛、小儿消化不良，介绍安全、实用及易学的推拿手法，能够及时缓解病情、清除病痛，既可以自我治疗，又可以帮助家人消除痛楚。

龙层花

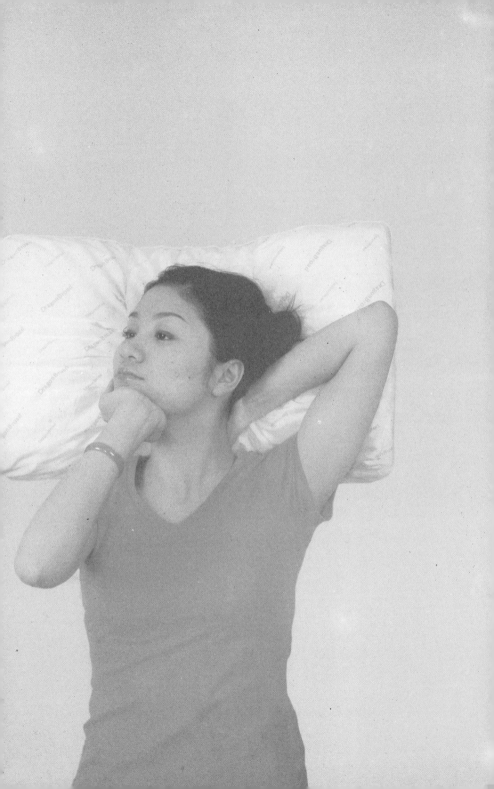

第一章 脊椎病的基本知识

脊柱是人体的中轴，由脊椎骨、椎间盘、椎间关节和椎旁各关节、韧带及肌肉紧密联结而成。正常人脊柱有 32 ~ 34 个脊椎骨：颈椎 7 个，胸椎 12 个，腰椎 5 个，骶椎 5 个和尾椎 3 ~ 5 个。还有椎间盘 23 个和关节 134 个。脊柱从侧面看呈"S"形，从正面看呈一条直线。

正骨推拿是脊椎病手法治疗的一种，是关节功能紊乱型的主治法。正骨推拿是将中国传统医学中的伤科正骨、内科推拿与现代脊柱生理解剖学、生物力学相结合，进行革新形成的一套治疗脊柱软组织损伤、脊椎关节错位、关节滑膜嵌顿、椎间盘突出及肥大性脊椎炎等病症的手法。这套手法既治骨亦治软组织，具有准确、轻巧、无痛、安全而有效的特点。

本章摘自拙著《脊椎病因治疗学》，后浪出版公司，2012 年版。

第1节 脊椎的实用解剖及生理知识

脊柱的结构及力学 ▶▶▶▶

脊柱是人体的中轴，由脊椎骨、椎间盘、椎间关节和椎旁各关节、韧带及肌肉紧密联结而成。椎管由各脊椎的椎孔连贯而成，内容脊髓。成人整个脊柱从正面看是一条直线，从侧面看分为四个弯曲，颈部向前凸，胸部向后凸，腰部向前凸，骶部向后凸（图1）。这些弯曲是为了适应人体直立行走的姿势，在生长发育的过程中逐步形成。初生儿脊柱是向后凸成弧形的，随着可以抬头及起坐，颈部前凸即逐步出现，胸部后凸也显得明显，等到学会行走后，颈部和腰部向前的弯曲才显著发育成形。

脊柱的功能为：支持体重、传递重力；保护脊髓和神经根；参与形成胸腔、腹腔及骨盆腔；支持和附着四肢与躯干联系的肌肉和筋膜。

脊柱有前屈、后伸、左右侧屈及左右旋转的运动功能。在脊柱运动时，椎间盘的髓核成为杠杆作用的支点。由于存在生理弯曲，胸椎椎间盘髓核在中央，而颈椎及腰椎髓核偏后。其髓核前方的纤维环比后侧强而厚，前纵韧带也比后纵韧带强而有力，当仰头、伸腰时，椎间盘后方受挤压，髓核向前移动；反之，低头、弯腰时，髓核向后推挤。如用力过度，后纵韧带和后方纤维环易发生损伤破裂而使髓核发生突出，

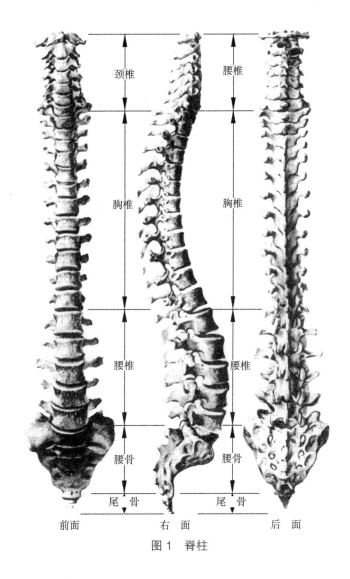

图 1　脊柱

尤其在椎间盘已有退变的基础上更易发生椎间盘突出。由于脊椎各段的后关节面排列方向不同，其旋转轴心也各不相同。后关节面颈椎近似水平面，胸椎呈冠状面，而腰椎呈矢状面。同时由于各段椎间盘中髓核位置不同，在脊柱运动时，颈部和腰部旋转的轴心位于椎管后部与椎板联合处，胸部的旋转轴心在椎间盘中心。

整条脊柱中以颈、腰段活动度较大，故较易受伤，胸椎因有肋骨、胸廓的支持，受伤机会相对较少，但人们用双臂劳动，肩胛区软组织劳损则相对较多。当老年颈椎、胸椎椎间盘退变而引起椎间失稳时，肩胛区软组织慢性劳损就会加剧，下颈、上胸段脊椎失稳而易发生脊椎错位，继而引起内脏功能障碍。颈椎处于负担较大重量的头颅与活动较少的胸椎之间，活动度大又要支持头部平衡，因此容易劳损，尤其是下位颈椎更为多见。腰椎也处于较稳固的胸廓与骨盆之间，为人体的中间点，在运动中受剪性应力最大，并在脊柱形似宝塔的形状中处于基底部位，承受重力最大，因此也易受劳损。其发病率也以下腰椎更为多见，因为腰椎做伸屈运动时，其运动范围约75%发生于第5间隙；20%发生于第4间隙；只有5%发生于1~3间隙。由此可见，各段脊椎在传递重力及旋转运动中，由于各段后关节方向不同，若用力过度或用力不当，容易损伤脊椎各段交界处。临床常见的有枕环关节错位引起头昏头痛，颈胸交界处错位引起颈肩综合征，胸腰交界处错位出现肠功能紊乱等。

脊柱使人体保持直立位，同时承受挤压、牵拉、弯曲、剪切和旋转应力，主要有3个基本的生物学功能，就是将头和躯干的载荷传递到骨盆，提供在三维空间的生理活动并保护脊髓。研究脊柱生物力学，为脊柱伤病的防治提供了不少新概念和新理论，对临床工作，特别是对理解脊椎关节错位、指导手法操作具有重要意义。

脊柱的功能单位（FSU）

脊柱的功能单位（活动节段），由相邻的两个椎骨及椎间联结的软组织组成。FSU 的前部由椎体、间盘和前后纵韧带组成；后部包括椎弓、椎间关节、横突、棘突和韧带。FSU 是显示与整个脊柱相似的生物力学特性的最小功能单位。研究表明，对 FSU 施加载荷，可出现三维六自由度运动，即产生 3 个位移和 3 个转角。在三维六自由度运动曲线中，其中一条为主运动曲线，表示与加载方向一致的运动；其他 5 条为耦合运动曲线，代表其他方向的运动。虽然 FSU 在功能性运动或静止状态下，始终承受着不同的载荷，但其主要承受轴向压缩载荷。

脊柱活动和脊柱的稳定性

脊柱活动通常是多个活动节段的联合动作。由于间盘和后关节的存在，脊柱能沿横轴、矢状轴和纵轴活动。正常脊柱能够前屈后伸、左右侧弯和轴向旋转。由于小关节面的排列方向不同，不同节段的活动方向和幅度也不一样。颈椎关节面的方向接近水平，因此能做较大幅度的屈伸、侧屈和旋转活动；胸椎的小关节面呈冠状位，又有胸廓的存在，其活动受到一定的限制；腰椎的小关节面呈矢状面，与横截面呈 90°，与冠状面呈 45°，其伸屈活动幅度从上至下逐渐增大，而旋转、侧屈活动幅度则明显受限。另外，由于小关节面的排列各异，当脊柱做水平旋转活动时，其轨迹的中心也不相同，颈椎的轨迹中心位于前方体外，胸椎在前方体内，腰椎位于后方体外。因此，只要小关节少许错动，即可引起退变和损伤性关节炎。脊柱弯曲的最初 50°~60° 主要发生在腰段，随后骨盆前倾可提供进一步弯曲。躯干侧屈活动位于胸段与腰段脊柱。颈椎和上胸椎侧屈时伴有旋转，棘突转向侧屈的凸侧；腰段则相反，侧屈时棘突转向侧屈的凹侧。

脊柱具有内源性稳定和外源性稳定。前者靠椎间盘和韧带；后者靠相关肌肉，特别是胸腹肌。内源性稳定是指，椎间盘髓核内的压应力使相邻椎体分开，而纤维环及其周围韧带在抵抗髓核的分离压应力情况下，使椎体靠拢，这两种不同方向的作用力，使脊柱得到较大的稳定性。一般认为，脊柱外源性稳定较内源性稳定重要。失去内源性稳定，脊柱的变化较缓慢；而失去外源性稳定，脊柱则不能维持其正常功能。如脊柱侧凸症，无论是麻痹性还是特发性，若失去外源性稳定，脊柱即开始出现原发性侧弯，继而出现代偿性侧弯，整个脊柱可发生明显的畸变。而失去内源性稳定时，脊柱的畸变往往不明显。脊柱的内源性或外源性稳定结构遭受破坏，均可影响脊柱的稳定性。

脊柱不稳是指脊柱的生理载荷下，不能维持椎骨之间的正常位置而发生的过度或异常活动。目前，对脊柱不稳的诊断标准仍有争论。一般认为，在屈伸侧位 X 光片上，如腰椎椎体间的水平位移大于 3.0 mm，转角大于 10°，即为腰椎不稳定。

脊柱负荷与应力分布

物体所支持的力，称为负荷。脊柱是负荷结构，虽然脊柱需承受牵拉、弯曲和旋转负荷，但它主要承受的是压缩负荷。外部负荷作用于脊柱，椎骨和椎间盘即产生应力和应变。

由于椎骨的弹性模量明显大于椎间盘，因此，椎间盘更易产生应变。

在大多数情况下，椎体和椎间盘承受了大部分载荷，小关节面仅承受 0~33% 的载荷。椎体承载后，载荷可从椎体上方的软骨终板，经过椎体皮质骨或松质骨，传递到下方软骨终板。光弹性试验结果表明，腰椎椎体是主要承载结构，由于生理前凸的特点，其后部应力大于前部，小关节则仅承受小部分载荷。椎体的强度随着年龄的增长而减弱，椎体对压缩载荷的承受比例，40 岁以下为皮质骨 45%，松质骨 55%；40 岁以后为皮质骨 65%，松质骨 35%。有研究表明，椎体骨组织减少 25%，其强度将减弱 50%。

椎间盘的生物力学

椎间盘构成脊柱整个高度的 20%~33%，其主要生物力学功能是对抗压缩力，但对脊柱活动也有决定性影响。

椎间盘是脊柱的主要承载结构。脊柱承受较小的载荷时，由于椎间盘的弹性模量大大小于椎体，很容易发生变形，因而能起到吸收振动、减缓冲击和均布外力的作用。当载荷增加到一定程度时，骨骼首先遭破坏，软骨板发生骨折。椎间盘的抗压能力很大，腰椎间盘能承受的最大压力：青年人为 635.6kg，老年人为 158.8kg。能使腰椎间盘破坏的压力：青年人为 453.6kg~777.1kg，而老年人仅为 136.1kg。Nachemson 报告，当人体站立位承载 50kg 时，腰椎间盘需承受 100kg~300kg 的力。

椎间盘具有中向异性的特点，即其机械性能与结构和作用力的方向有着密切的关系。这种结构有利于对抗压缩力，但并不十分有利于对抗其他力量，对张力特别是扭力的承受性远不如压缩力。腰椎间盘在横切面上的剪切刚度约为260N/mm，这足以应付一般外力，只有在很大暴力时，才能使正常的间盘发生异常位移。Farfan 认为，扭力是造成间盘损伤的主要原因，扭转和弯曲载荷对间盘的破坏度，要比压缩载荷大得多。扭力可使纤维环中斜行纤维破裂。扭力与压缩力同时起作用时，纤维环先破裂，然后髓核从破裂处突出。

腰椎间盘在不存在载荷时，具有 $10N/cm^2$ 的内压力。这种预应力是由黄韧带的拉力产生的，是使早晚人体身高改变的主要因素。青年人的身高早晨比傍晚平均可高 1.1cm，而70 岁以上的人则变化很小。由于受失重的影响，宇航员从太空返回地球后，身高可增高 5.0cm。随着年龄的增加，椎间盘内的预应力逐渐降低，髓核变得不饱满，将轴向压力分布到内层纤维环的能力下降，使大部分载荷由纤维环直接承担，可引起纤维环膨出，使椎间盘高度减小，韧带松弛，从而影响脊柱的内源性稳定，这也是造成椎关节错位的基础。

椎间盘的运动轴在髓核处。由于髓核具有不可压缩的特性，其运动学作用与轴承的作用极为相似。由于椎间盘的存在，脊柱可沿横轴、矢状轴和纵轴做平移和旋转活动。其伸屈活动主要靠椎间盘和椎间韧带的支持，伸屈范围则取决于椎间盘的大小、形态和生化特性。髓核的位置可随脊柱运动的方向而改变，脊柱前屈时，椎间隙前方变窄，髓核向后移动，后方纤维环承受压力增加；脊柱后伸时，后方椎间隙减小，髓核向前移动，前方纤维环压力增加；脊柱侧屈时，髓核移向凸侧；脊柱旋转时，纤维环斜行方向的纤维按运动的相反方向受到牵张，而与此方向相反的纤维则得到松弛。

脊椎骨与椎间盘 ▶▶▶▷

正常人脊柱有 32~34 个脊椎骨：颈椎 7 个，胸椎 12 个，腰椎 5 个，骶椎 5 个和尾椎 3~5 个。还有椎间盘 23 个和关节 134 个。脊柱从侧面看呈"S"形，从正面看呈一条直线。

脊椎骨

（一）脊椎骨的共有形态

1. 椎体在前，除环椎无椎体外，其余各椎均有椎体。

2. 椎弓在后，椎弓呈半圆形，与其椎体连接部称椎弓根，其上下缘有切迹，两侧壁称椎板。

3. 椎孔是由椎体与椎弓相连而成一孔。各椎孔连接构成椎管，为脊髓所在处（图 2）。

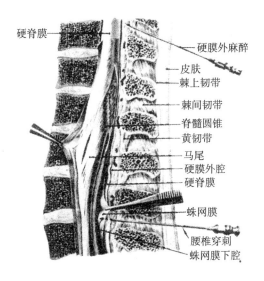

图 2　脊髓处于椎管内

4. 椎间孔由椎弓根上缘与上一椎弓根下缘的切迹构成。脊髓发出的脊神经根、脊神经节以及血管在此通过。胸腰椎部还有交感神经节前纤维通过（图3）。

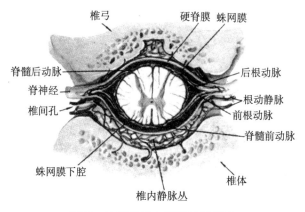

图 3　神经根及血管通过椎间孔

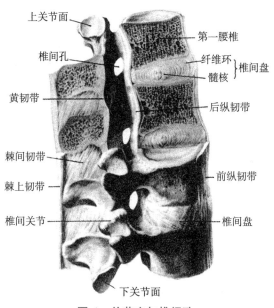

图 4　关节突与椎间孔

5. 关节突。在左、右椎弓根与椎板相连处向上和向下突出成为上关节突和下关节突。由下一椎的上关节突与上一椎的下关节突构成后关节（亦称关节突关节），形成椎间孔的后壁（图4）。

6. 横突。由椎弓根与椎板相连处向左右突出，左右各一个。

7. 棘突。由两侧椎板会合后向后方突起。

（二）颈椎的特点

正常人有7个颈椎，6个椎间盘，35个大小关节。枕环椎间和寰枢椎间无椎间盘。6个椎间盘包括第7颈椎与第1胸椎间的椎间盘。

椎体较小，横径长，纵径短，约差1/2。前缘矮些，后缘高些。颈轴前弯弧度由椎间盘形成。椎体上面凹，两侧偏后有钩突。椎体下面略凸，两侧偏后有斜坡。下一椎的钩突与上一椎体斜坡之间构成钩椎关节，即滑膜关节（又称椎体侧方关节、椎体半关节、神经弓椎体关节、弓体关节及luschka关节），作用是防止椎间盘向后突出。椎体上面前缘呈斜坡状，下面前缘呈嵴状突起，约为椎体厚度的1/3，所以椎体前方椎间隙小。做前路手术时，切勿过多切除椎间下方的椎体骨（图5）。

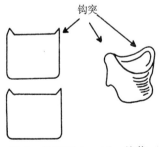

图5　钩突及luschka关节

椎弓较短，所以椎孔前后径小。当椎体发生前后滑脱移位时，黄韧带和后纵韧带钙化肥厚；或发生椎间盘突出时，神经根和脊髓易受挤压损害。

椎间孔为椭圆形的骨性管道，纵径长，横径短，神经根通过其中只占其 1/2~2/3。当椎间盘变窄时，椎间孔纵径缩短成为圆形；钩椎关节和后关节发生错位时，椎间孔横径变成多边形或肾形且狭窄，变窄 1/3~1/2 即会刺激或压迫神经根而引起颈椎病症状。枕环及寰枢椎间没有椎间盘，也没有椎间孔保护第 1、2 颈神经，因此神经较易受损伤。

横突较小，有横突孔，椎动脉及静脉从中通过。横突上面呈沟状，脊神经根从中通过（图 6）。

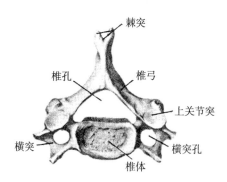

图 6 颈椎的横突孔

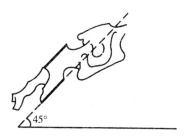

图 7 颈椎的关节突较低平

关节突较低，呈块状。上关节突的关节面朝上，偏后方。下关节突的关节面朝下，偏前方，神经根从关节突前方通过。颈椎后关节呈水平面，正常时可使颈部灵活运动；颈椎失稳时，则非常容易发生错位（图7）。

棘突较短且末端多分叉。第7颈椎棘突不分叉或分叉不明显，但最长，可作为体表标志之一。

环椎（第1颈椎）没有椎体和棘突，由前弓、后弓和左右侧块组成。前弓短，内面有关节面，与枢椎齿状突形成关节，齿状突由横韧带固定于关节内。前弓前方正中有结节，是两侧颈长肌附着点。后弓长，其后方正中有后结节向上突起，能防止头部过伸，是两侧头小直肌的附着点。后弓上面两侧近侧块处有椎动脉沟；侧块上面有椭圆形的凹形关节面，与枕骨髁突形成枕环关节。下面两侧各有平坦的关节面，朝下前内方，与枢椎上关节突形成关节。侧块两侧有横突，较长且大，为环椎旋转的支点（图8）。

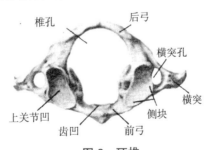

图 8　环椎

枢椎椎体是颈椎中最厚的，是环椎进行环绕运动的支点，上方有齿突，与环椎构成环齿关节。上关节面在椎体与椎弓根连接处。朝上，稍后方，与环椎下关节面形成环枢关节。棘突宽大且分叉，横突较小且朝下。第2颈神经从关节突后方通过（图9）。

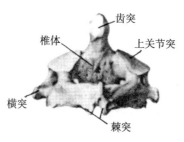

图 9 枢椎

颈椎的活动：前屈以下段为主，后伸以中段为主，左右侧屈时全部颈椎均参加活动。颈椎共有 35 个关节，颈椎后关节呈水平面，故正常时比胸椎、腰椎更为灵活。枕环关节以伸屈为主，环枢关节以旋转为主。

（三）胸椎的特点

正常人有 12 个胸椎及 12 个椎间盘，全胸段脊椎排列成胸脊柱的后凸背弓。椎体比颈椎高大，椎体上面和下面均平坦，而后侧略厚。

胸椎后外方近椎弓根处有与肋骨小头相关节的关节凹。第 1、10、11、12 胸椎只有上关节凹，第 2 至第 9 胸椎因肋骨小头上移而与相邻的上下椎体相关节，因此这八个胸椎各有上下两个肋凹，与肋骨构成肋小头关节。

胸椎横突比颈椎横突粗大，末端呈小球形膨大，侧方有小关节面与肋骨结节构成肋横突关节（图 10）。

胸椎后关节面平坦，上关节面向后外，下关节面向前内，因此关节呈冠状面，这种关节结构使胸椎运动以侧屈和旋转为主。

脊髓的颈膨大达第 2 胸椎，腰膨大向上达第 10 胸椎，故第 1、2 和第 10、11、12 胸椎椎孔较大，呈三角形；其余

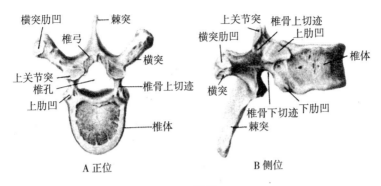

图 10　胸椎

椎孔较小，呈心形。

胸椎棘突较长而细，呈三棱柱形，末端有较粗糙的结节，向后下方互相重叠如瓦盖状，故胸椎棘突与椎体的定位约相差一节。

（四）腰椎的特点

腰椎负重最大，因此椎体比胸椎更粗大，呈肾形，上下面扁平。

腰椎椎弓很发达，棘突呈板状，沿水平方向后伸，所以腰椎与棘突体表定位一致。

腰椎上关节突由椎弓根发出，关节面向内弧形；下关节突由椎体发出，面向外，所以腰椎后关节呈矢状面，但从上而下又逐渐转为冠状面（腰骶关节面）（图11）。

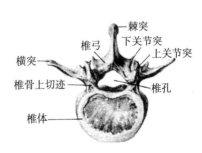

图 11　腰椎

（五）脊椎的变异

人体脊椎的变异比较常见，尤其是某些附件的变异更多见。

1. 椎体：数量的变异，如椎体融合；椎体互变，如腰椎骶化，骶椎腰化，第 7 颈肋或第 12 胸椎无肋骨等。

2. 横突或棘突变形较多见，如过长、过短、弯曲或分叉等，故体表触诊时，切勿单靠骨标志的偏歪而定为错位，必须以临床症状及椎旁软组织同时有损害才下诊断为宜。

脊柱的连接

（一）椎体之间由椎间盘连接。

（二）前纵韧带：位于椎体前方，从第 1 颈椎前弓前面直至骶椎前面的膜状韧带。中部较厚；侧方较薄，又称为侧纵韧带。第 1 颈椎前另有一条形状较窄的膜样组织与颅底骨相连。

（三）后纵韧带：由第 2 颈椎椎体后面至骶骨，附着于椎间盘及椎体后方的长韧带。在椎管内通过处与各椎体之间有裂隙，有椎体的动、静脉支穿过。由第 2 颈椎向上有膜样组织与枕骨斜坡相连。

（四）后关节囊：每个关节突之间有薄而松的关节囊及韧带相连。

（五）椎弓间韧带：每个椎弓之间有黄韧带，含大量弹性纤维，所以较坚韧。其两侧有裂隙，有静脉通过。此韧带如变性则增厚失去弹性，可引起神经根的压迫症状。

（六）横突间韧带：连接上下相邻的横突。

（七）棘间韧带：连接上下相邻的棘突。

（八）棘上韧带：强大的棘上韧带在棘间韧带的帮助下，可保持脊柱前屈后伸，令转体运动处于安全范围以内。在颈椎部的棘上韧带特别发达，又称项韧带（图4）。

椎间盘

成人的椎间盘比所连接的椎体稍大，其厚度约等于所连接的椎体厚度的1/3，其长度总和约占脊柱全长的1/4。颈部的椎间盘约占颈部脊柱高度的20%~40%。颈、腰部的椎间盘前侧厚、后侧薄，形成颈、腰段脊柱有前凸的弧形。胸椎椎间盘前后侧等高。

（一）结构

1.纤维环：为纤维交错的同心环，围绕在椎间盘的外周。由于前部厚而髓核靠后，后纵韧带又窄又薄，因此椎间盘易向后突出（图4）。纤维环的纤维是斜形编织的弹性纤维，包绕髓核，使两个椎体的椎间限有5mm的扭距，有摇椅样和三轴向运动。

2.髓核：呈胶状物，由类蛋白组成。约含有80%的水分，随年龄及负重的不同可有改变。正常人早晚的身高可相差1cm~2cm，就是由于椎间盘的高度变化所致。髓核具有流体力学的特点。

3.透明软骨板：是椎间盘的上下面。紧贴于椎体上，原为骨骺软骨，与椎体向高度增长有关。人在成年后软骨板和纤维环会融合在一起，将髓核密封于其中。

（二）椎间盘的血液供应和神经支配

在胎儿期，椎间盘的血液供应来自周围和相邻椎体的血管。椎体的血管进入透明软骨板，但不进入髓核。出生后这些血管发生变性，并逐渐疤痕化而闭锁。因而成年人的椎间盘没有血供应，其营养来源是通过软骨板类似半渗透膜的渗透作用，与椎体进行液体交换，维持其新陈代谢。

神经支配是指由窦椎神经（sinuvertebral nerve）支配椎间盘后部纤维环边缘及后纵韧带。窦椎神经是由脊神经的脊膜返支和交感神经的一部分所组成，为无髓鞘神经，能传导与疼痛有关的冲动。当纤维环后部、后纵韧带受牵张时可出现疼痛。

第 2 节 脊椎病的病因和
病理发展

脊椎综合征的病因较为复杂，常见的原因又可分为基础病因和发病诱因，现分述如下。

基础病因 ▶▶▶▶

（一）椎间盘退行性变导致的脊柱失稳：当某个椎间盘发生退行性改变后，其椎间隙逐渐变窄，使椎周软组织相对松弛，在一定诱因作用下，发生椎体滑脱或椎间关节错位，从而对神经根、椎间血管、交感神经和（或）脊髓造成压迫、刺激而致病。

（二）颈肩腰背部软组织慢性劳损导致的脊柱失稳：脊柱是人体负重和运动的轴心，连接脊椎的软组织——包括韧带、关节囊、筋膜、椎间盘及肌肉的慢性劳损造成局部组织松弛或硬变（纤维化、钙化），使椎间关节运动范围失控，导致在一定诱因作用下，发生椎间关节错位、关节滑膜嵌顿而致病。

引起椎周软组织慢性劳损的常见原因有：

1.长期低头工作或长期在某一特定姿势下做重体力劳动，

如从事坑道作业，而又不重视定时适当做肌力平衡运动。

2. 姿势不良，如歪头写字、姿势性驼背、睡高枕等。

3. 剧烈运动前没有做适当的准备运动，如使用单双杠、参加球类比赛时等。

4. 反复轻度扭挫伤，如举、抬、挑、搬重物时，或手持重物向外抛掷时，用力不当或用力过于持久。

5. 自幼缺乏体力劳动锻炼或因疾病所致的体质瘦弱、气血亏虚的人，突然进行过重的挑、抬、锄、掷等劳动，或长时间做过伸、过屈头颈、腰背的工作。

6. 头颈、腰背部受撞击，或软组织急性扭挫伤后，以致气滞血瘀，组织撕裂后水肿、血肿，如未彻底治疗，可发展为纤维性变，以致肌肉、韧带、关节囊等发生粘连，出现伤侧（椎旁）软组织痉挛状态。

（三）椎间盘突出：多有急性外伤史。腰段脊椎负重大，较易发。颈椎有钩突的保护作用，胸椎椎间盘较小且有胸廓的限制运动，因此较少发生。

（四）脊椎骨质增生突入椎间孔、椎管或横突孔，直接压迫神经根、椎动静脉、交感神经或脊髓而致病。

（五）韧带增生肥厚或钙化：肥厚、钙化的组织直接侵入，对其邻近的脊髓、神经根、椎动静脉及交感神经造成压迫而致病。

（六）先天性畸形：先天性椎体融合、颈肋及椎管狭窄等。由于融合和颈肋局部活动度减少，增加其上或下部椎间负担而易发生劳损，因此脊椎病易发于畸形椎体的上或下一椎间部位。先天性椎管狭窄者，其椎管、椎间孔及横突孔等骨性孔道比正常人狭小，因此代偿功能较差，对原可不致病的轻度脊椎错位、骨质增生或韧带肥厚钙化的患者，则可发病，患病后症状往往比一般患者重。

（七）颈部及咽喉部炎症感染：炎症使关节囊及其周围韧带充血松弛，也可发生骨质脱钙，使颈椎的稳定性受到损害，在一定诱因条件下，即发生错位。

上述病因中以椎间盘退变、椎周软组织相对松弛及椎周软组织劳损造成脊椎失稳后而发生脊椎错位最常见，在我们诊治本病的 1,710 个病例中占 79.05%。

发病诱因 ▶▶▶▶

（一）轻微扭挫伤：对正常人不会造成损害，然而对脊椎失稳者，会造成椎间关节错位，或使骨质增生处对椎间软组织损伤，从而引起无菌性炎症导致发病。

（二）过度疲劳：正常人因工作或生活过度疲劳，只要休息一段时间，即能恢复。对脊椎退变或失稳者，难以坚持正常工作，稍微过劳即会发病。

（三）睡眠姿势不良：睡眠姿势不良是生活中导致脊柱慢性劳损的原因之一。对于脊椎退变或失稳者，睡姿不良极易在熟睡中引起错位而发病。例如偏睡一侧、俯卧、扭腰、枕过高枕或过低枕等均属不良睡姿，常见的落枕就会引起颈椎病发作。

（四）工作及生活中的不良姿势：例如在办公或上课时长期使用的桌椅高度不适宜，单肩扛背重物，驼背，激烈运动前不做准备运动，进行某些特殊体位的重力劳动等。

（五）感受寒冷：当脊椎退变及失稳后，由于局部受凉后肌肉收缩不协调，易诱发致病。

（六）其他疾病：例如脊椎病者患感冒后常会导致脊椎病发作。

（七）内分泌失调：由于内分泌失调患者常并发植物神经功能紊乱，会使全脊椎失稳加剧。常见更年期妇女易患脊椎综合征。妇女经前期肌紧张性头痛常为颈背部肌肉的椎小关节错位引起。

病理发展 ▶▶▶▶

众所周知，"颈椎病的临床症状与 X 光片显示往往不一致"，这是近百年来国内外专家学者们的共识。也就是说，临床上许多脊椎患者的椎间盘变性和骨质增生的轻重，与临床症状不成正比。1969 年，我们在研究这一难点时，总结两例重症颈椎病者的漏诊教训，开始发现椎小关节错位在 X 光片中虽已显示，但常被误认为是拍摄照片时的体位不正所致，而使颈椎病诊断被排除。

脊椎病（颈、胸、腰、骶）的临床诊断标准目前仍以症状、体征及 X 光片、CT、MRI 为主，排除结核、肿瘤、嗜伊红细胞肉芽肿，外伤者排除骨折和脱位。研究结果表明，目前脊椎病的临床诊断和 X 光片诊断标准，均以有椎间盘变性（椎间隙变窄，椎间盘膨出、突出）、骨质增生、韧带钙化作为脊椎病的诊断依据。脱位、半脱位有明确的诊断标准，而椎小关节错位比半脱位轻，放射诊断在目前尚无公认的统一标准，这是漏诊的关键原因。

随着脊椎病因相关疾病诊治课题的深入研究，经过对

100 例（分五个年龄组）正常人的颈椎 X 光片的测量取证，再与 100 例患者颈椎 X 光片对比分析；特别是通过解剖学实验和动物实验的验证，我们认识到椎小关节错位是脊椎病发病的主要原因。脊椎病除外伤直接致病者外，大多数是由慢性劳损、老年性退行性变、内分泌紊乱、体质虚弱等基础病因，导致椎间失稳，在一定诱因下，引发椎间关节错位而发病。

老年性脊椎退变使椎间隙逐渐变窄，椎间孔纵径变短，由椭圆形变为圆形，椎管内外韧带相对松弛或成褶皱状，如椎间关节功能良好（未发生错位），椎管、椎间孔和血管通道仍能代偿而不受损害，不致伤害脊髓、神经根、交感神经及椎间动静脉，这是许多老年人健康状态良好、未患脊椎病的原因。反之，无论是何种原因造成椎间关节错位，不论错位类型，使椎管、椎间孔的横径、矢状径变形、变窄，达到一定程度导致不能代偿时（各人的代偿范围与先天性脊柱中的神经、血管通道宽窄相关），即会发病。

人们因外伤（婴儿因产伤）发生的椎关节错位，早期尚无退行性变，临床症状严重而 X 光片没有退变性的表现，就是"不一致"而被漏诊的主要原因。相反，不少临床上经手法治愈的椎间盘突出症和脊椎骨质增生的患者，在复查 X 光片、CT、MRI 时，对比治疗前后结果，其突出物形态变化不大，或依然如故，这证明临床疗效是手法将错位关节复位，使椎管和椎间孔容积恢复到代偿范围，消除了骨性压迫而收到临床治愈的疗效。我的研究所收治了一名颈椎病者，女，51 岁，误诊为神经官能症 31 年（20 岁发病），无法正常学习和工作，被迫提前因病退休，以往曾多次拍摄颈椎 X 光片，排除颈椎病（无退行性变），直到 50 岁后，颈椎退变在 X 光片中显示有骨质增生、椎间盘变性后才确诊为颈椎病，前来诊治后，很快获得治愈。近年国内外专家们已重视脊柱失稳的研究，取得许多研究成果，周秉文教授有专题总结出了"脊椎失稳症"，提出五种失稳病因：外伤性，退变性，医源性，病理性，先天性。[①]张长江教授在研究颈性视力障碍时，将恒河猴颈椎人工移位与人工切除颈上交感神经节做对比观察，证明颈椎移位、复位后脑血流动力学改变与交感神经密切相关。不少学者在研究我国医学手法的过程中亦已充分证明，临床上大多数脊椎病应用手法治疗能获得良好疗效。

---

① 引自《实用脊柱病学》，潘之清等著，上海科技教育出版社，1999 年版。

第3节 脊椎病的诊断及正骨推拿疗法

脊椎综合征的诊断，随着对发病机制深入探讨而有所提高。

诊断要点及三步定位诊断法 ▶▶▶▶

诊断要点

（一）具有临床症状中的一项或多项表现者。

（二）发病脊椎节段（颈、胸、腰、骶）的活动范围有一定障碍者。

（三）脊椎触诊检查，有椎关节错位体征者。

（四）与发病脊椎有关的韧带、肌肉附着点，触及硬结、剥离、摩擦音等病理阳性反应物者。

（五）X光片诊断，符合脊椎综合征诊断者。

（六）各项辅助诊断，有一项以上支持脊椎综合征诊断者。

（七）各专科会诊，排除骨折、脱位、肿瘤、结核、嗜伊红细胞肉芽肿及各专科器质性疾病者。

（八）化验室检查正常范围者。

三步定位诊断

（一）第一步：神经定位诊断。询问病情时，根据其疼痛、麻木的部位（无麻痛症状者，根据主要症状的器官部位），按神经定位诊断分析脊神经根损害部位，初步定出发病的脊椎或关节。

（二）第二步：触诊、检诊定位诊断。根据患者进行脊椎检诊结果，包括发现其横突、棘突及关节突偏歪、椎旁压痛、病理阳性反应物（硬结、摩擦音、弹响音、肌萎缩或代偿性肥大等）的部位，或各项试验、神经系检查结果结合第一步定位诊断，进行第二次定位诊断，进一步确定发病的脊椎、关节及分型。

（三）第三步：颈椎 X 光片定位诊断。

1. 仔细观察侧位片各椎间关系的变化：脊轴变异情况，椎体后缘连线变异情况，环椎错位时会出现的仰位、倾位、仰旋、倾旋和侧旋等改变，各椎间关节形态或位移等，都属于椎间关节错位表现。各椎间盘变性、椎体关节骨质增生、各韧带钙化的部位、程度等，与第一、二步定位诊断结合分析，作出最后定位诊断结论。

2. 排除骨折、脱位、结核、肿瘤、嗜伊红细胞肉芽肿、化脓性炎症等病症。

诊断方法的新认识

三步定位诊断法的提出，是为了避免定位误差。目前的诊断技术，多依赖现代科技仪器的检查，如 CT、MRI、彩色 B 超等，这些新技术提高了诊断椎间盘损害（膨出、突出、脱出等变性程度，透明软骨板破裂等）、血管病变等深部病理变化的准确性，但诊断椎间关节错位，仍以脊椎 X 光片才能观察到其错位的椎管、椎间孔变形状态，方便治疗前后对比观察。

脊椎病的诊断，首先排除结核、肿瘤、嗜伊红细胞肉芽肿，有外伤史的排除骨折、脱位，鉴别诊断由各专科作出，这是目前的常规方法。但由于发病机制研究结果，我们 1981 年统计的 1,710 例颈椎病例中，有 821 例患者曾被误诊误治，误诊原因各异，但主要是未认识到椎关节错位会引起颈椎病。据我研究所统计，79.05% 的病例都因椎关节错位而发病，而目前 X 光片的诊断重点，仍以椎间盘变性（膨出、突出）、骨质增生、韧带钙化（肥厚）为诊断标准，对椎小关节错位缺乏诊断标准，或尚未被多数医师所重视。临床医师若不依照三步定位诊断的严格要求，只凭放射诊断做出治疗方案，无论是采用手术疗法或非手术疗法，均有可能造成误诊或发病部位的定位错误，而延误治疗或疗效不佳。

因此，我们提出的三步定位诊断法，能避免目前因缺乏 X 光片对椎小关节错位的诊断标准而造成漏诊，达到定位准确、提高手术疗法和非手术疗法的疗效，降低手术率和复发率。

正骨推拿疗法 ▶▶▶▶

正骨推拿属于手法治疗，是关节功能紊乱型的主治法。正骨推拿是将中国传统医学中的伤科正骨、内科推拿与现代脊柱生理解剖学、生物力学相结合，进行革新形成的一套治疗脊柱软组织损伤、脊椎关节错位、关节滑膜嵌顿、椎间盘突出及肥大性脊椎炎等病症的手法。这套手法既治骨又治软组织，具有准确、轻巧、无痛、安全而有效的特点。

正骨推拿法分四步进行：第一步放松手法，第二步正骨手法，第三步强壮手法，第四步痛区手法。病情轻者，只做第一、二步手法即可。无关节错位者，或关节错位、椎间盘突出已复正还纳者，可不做第二步正骨手法。急性期第一、二、四步为重点，恢复期第二、三步为重点。放松手法是为正骨手法做准备，在患部将紧张的软组织充分放松，保证正骨手法顺利进行，避免发生副损伤。现将四步手法分述如下。

1.放松手法

以掌揉法、拇指揉法交替进行。一般范围以患椎为中心，包括其上下六个椎间以内的软组织，沿椎旁按线或片采用揉捏法，对棘突、横突附着的肌腱疼痛敏感区用按法或震法，重点处也可用掌根、掌缘或前臂揉或按，手法要柔和、轻松。

2.正骨手法

正骨手法分为快速复位法和缓慢复位法。快速复位法用于青壮年和健壮的老年患者，缓慢复位法用于儿童及有骨质疏松的老年患者、体质十分虚弱或急性期疼痛剧烈不能接受快速复位手法者。缓慢复位法是用正骨手法的动作，只是不应用"闪动力"，使"定点"与"动点"之间的椎间关节以多次生理性运动形式在"动中求正"而复位。

正骨推拿口诀：

关节错位需正骨，动中求正是要诀。

肌肉放松勿对抗，切忌粗暴伤患者。

"定点""动点"选得准，椎间狭窄加牵引。

关节开合要充分，轻巧"闪动"定成功。

正骨手法包括摇正法、搬正法、推正法、拔伸法和反向运动法。按不同的错位类型、部位、方向，选用其中一种或多种正骨法。若一次能完全复正，以后可不必再做正骨手法。如果复位不完全，或因脊椎失稳，复正后再错位，可每日或隔日进行 1 次，10~20 次为一个疗程。急性期，正骨手法用卧位进行较易成功。

3.强壮手法

包括捏拿法、弹拨法、拍打法和点穴法，可根据病情选用。捏拿弹拨，主要作用于正骨后患椎旁仍存在的软组织硬结，索状硬结多为痉挛的肌肉（肌腱），背部最长肌、颈夹肌等能拿起者可用提弹法。对不能提拿的部位（如多裂肌、斜角肌、菱形肌、腰方肌等）可用拇指弹拨法或捏按法。此手法多略有痛感，但手法使痉挛或粘连得到松解后，即有轻松舒适的感觉。拍打法作用于脊柱深部软组织，尤其是对椎前方的深肌及韧带筋膜等一般手法难起作用的组织，还有一定的正骨作用。拍打时根据部位和作用深度，可选用拳叩、掌叩、掌缘叩打、双手重叠指叩打或指叩打法，用力强度因人而定，以深透、轻松为好。错位椎体按其棘突偏向可采用定向捶正法。此法对肥大性脊柱炎者而言痛中有舒适感。点穴法，可根据经络要求循经取穴，也可在局部取穴和痛处为穴（阿是穴）。常用取穴法可参阅针灸学。点穴与针刺不同，拇指点于穴位上，要向骨面靠挤，才能"得气"而有经气传导感。一般交替采用指揉、点压，可重复 3~5 次。点穴法的作用有：

通经活络，改善血液循环和脏器功能；止痛；兴奋局部神经和肌肉组织。

4.痛区手法

这是推拿的传统手法，即在疼痛麻木的局部施以手法，在脊椎综合征的治疗中，由于病变主要在脊椎部，而四肢、头部、肩部、胸腹部疼痛麻木区，是神经、血管继发性损害而出现症状的部位，因此正骨推拿治疗重点在脊柱部，痛区手法可作为结束手法。痛区手法可根据不同症状选用兴奋的或镇静的手法。轻松、镇痛的手法包括抚摩、揉捏、按压、震颤、叩打等。例如颈椎病引起头昏头痛者，进行颈部正骨推拿后，在第四步，患者仰卧，术者抚摩前额，指揉头部痛区，点按印堂、攒竹、太阳、风池、百会等穴位，指叩及掌震头部结束治疗。对感觉减退麻木不适者，采用刺激、兴奋手法，即弹拨、拿捏、搓捻、捶拍、重力点穴等。例如腰椎间盘突出症引起小腿外侧麻木无力者，患者侧卧位，患肢在上，术者沿下肢分前侧、外侧、后侧三线，由上而下用拇指与四指拿捏2~4遍，弹拨腓总神经及足跟部，指捻麻木区皮肤，术者屈右肘重力点按环跳穴，拇指点按承扶、承山、阳陵泉、太冲、昆仑等穴，用捶拍法、搓法及关节运动法结束治疗。对内脏功能障碍者，痛区手法应根据内脏功能而定。对兴奋过度者采用镇静手法，如心律失常、哮喘、腹泻、消化性溃疡等，可在胸部、腹部用抚摩法和按痛点法，配合远端点穴法，点按如内关、手三里、合谷、足三里、三阴交、昆仑等穴。对功能低下者，如消化不良、支气管扩张症、内脏下垂等病症，可用兴奋、强壮手法，如提拿肩井穴，重力（三指或五指点叩法）点腰背部俞穴，拍打胸部并用双手重叠揉按腹部，拇指推关元、气海等穴。总之，痛区手法作为治脊后的辅助手法或结束手法，在时间安排上，一般 2~5 分钟即可。

正骨推拿的要领在正骨，其他手法可根据病症变通选用。在时间分配上，正骨手法是短而快速的。揉法贯穿在整个治疗过程中，第一步以揉法为主，其余各步在采用重手法之后，都用揉法予以调理为宜。

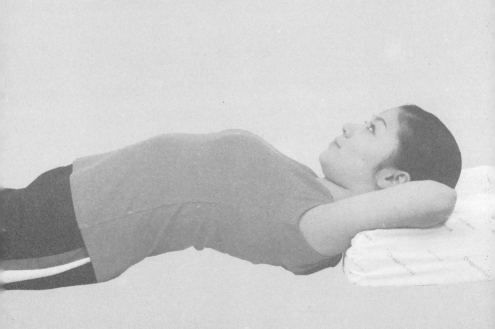

第二章　都市病家庭推拿法

　　都市人的生活繁忙而紧张，加上饮食不定时，使人体难以适应，从而产生一些慢性疾病。都市慢性病关系于颈、肩、腰背部软组织的慢性劳损，与脊椎病的病理基础及脊椎病因相关。当患者按脊椎病因检查和治疗后，可收到良好效果。

　　所谓脊椎病因相关性病症是指，脊椎病因只是一种近二十年才发现的科研成果，而不是否定目前医学界已达成共识的病因。针对都市人的慢性病，病症只有一部分是由脊椎病因引起或加重的。面对这些慢性病，除了可以向医生求助外，也可以学习本书介绍的家庭推拿法，实行自我治疗。

第1节 头 痛

都市人经常有头痛问题，通常是由睡眠不足或工作压力太大引起的。头痛时，可以用以下自我推拿法治疗。

推拿法 1

用手拿捏后颈部：微微仰头，颈部放松。手掌拿捏后颈中间位置，注意要以整个手掌施力，而不是用手指头。拿捏5~10下，然后换另一只手再拿捏5~10下。

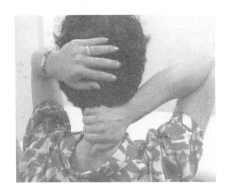

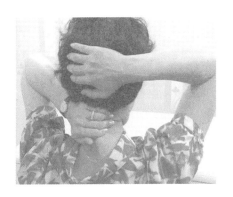

推拿法2

　　用大拇指从颈部中上位置，一直往上打圈揉按至风池穴。
连续做 3~5 次。

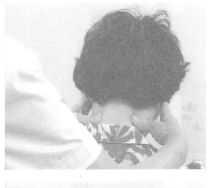

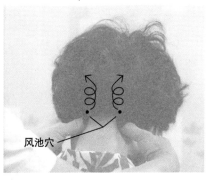

风池穴

推拿法3

两肘放在桌上，屈臂托住颈部，然后做4个动作：

1.首屈头颈：仰高，低头，连续做3次。

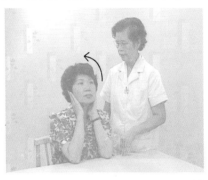

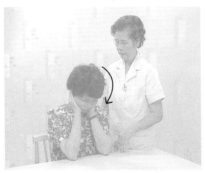

2.侧屈颈部：向右，回复中间；向左，回复中间；左右侧屈重复数次。

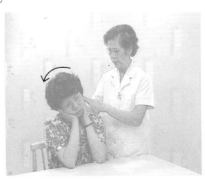

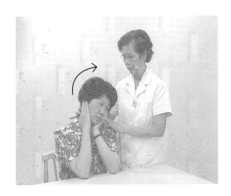

3.转动颈部：手随头转，先往右转，再往左转，重复数次。

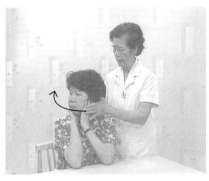

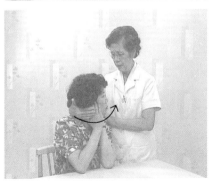

4.干梳头：四只手指尽量分开，微屈。

首先按在前额，慢慢往上梳，到头顶用力按一下，重复3次。

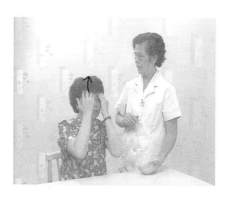

然后由耳朵上方慢慢往上梳，到头顶用力按一下，重复3次。

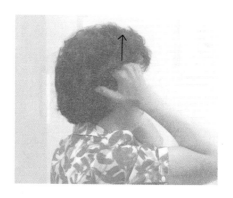

然后从脑后往上梳，到头顶用力按一下，重复3次。

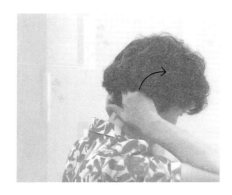

然后两手中指并排，从眉心往头顶推，重复 3 次；再从眉心往外擦向两边，重复 3 次。

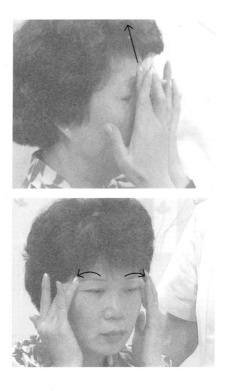

如果做完以上动作仍感觉头部晕涨，可以拍拍头顶：手放头顶，前后扫，可以双手一起做。

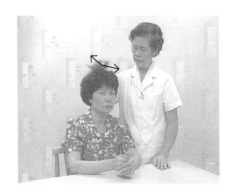

第 2 节　肩颈痛

　　各年龄层的人都有可能患有肩颈痛的问题。青少年患者多数是因为日常工作及生活的姿势不正确，而年长者则多与颈椎病有关，两者均可以用推拿法做预防及治疗。

推拿法 1

　　请家人用掌揉按肩背部，先揉松紧张的肌肉。接着，用拇指揉按颈部直至发际线，重复动作 3~5 次。

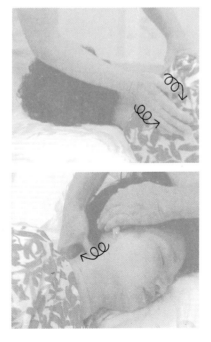

推拿法2

把颈部分成5个节段，每个节段约一个手指宽。首先，用手指按压最下1节，用另一只手托着下颌，向上慢慢转动头颈，感觉转到尽头即止。重复向上做至第5节段，然后再做"推拿法1"。完成后，翻身至另一边，重复以上各动作。

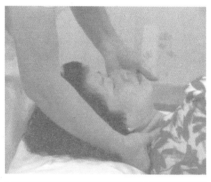

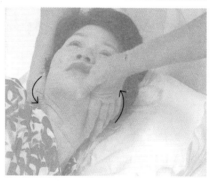

推拿法3

先用一只手托着患者枕部（后颈以上的位置，俗称"后尾枕"），另一只手托着下颌，轻轻将头向上拔伸（拔起、延伸）及提牵（提起、牵拉）。由于双手所用的力度不一致，完成一组动作后交换双手，重复以上动作。

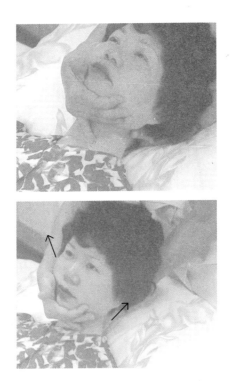

推拿法4

　　用双手各四只手指在患者后颈疼痛的位置按摩，每按几下做一小停顿，重复揉按 3~5 下。

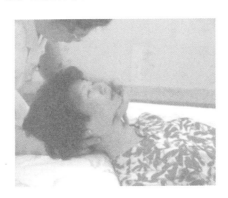

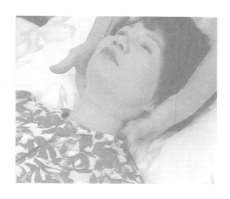

多数肩膀痛患者一般都觉得肩膀沉重，连续揉肩膀能够松弛肌肉。在左右两膀重复以上动作。

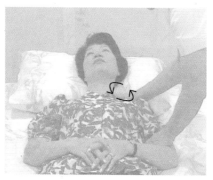

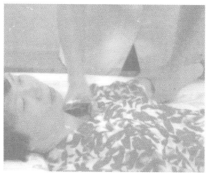

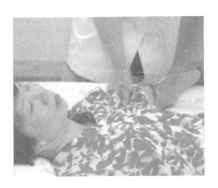

枕头是引起肩颈痛的主要原因之一。一般常用的枕头四边较软而倾斜，由于承托力不够，睡眠时容易扭到颈部，因此建议患者改用保健枕。保健枕以木棉作为枕芯，形状较细长，四边均有承托力，枕头高度约一拳头加一指宽，适合亚洲人的身形。仰卧时头睡在枕头正中，侧卧时头要睡在枕头两端，需注意头和颈部都要睡在枕头上，这样对护理颈部效果最佳。

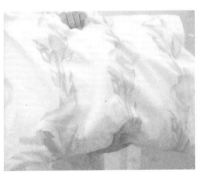

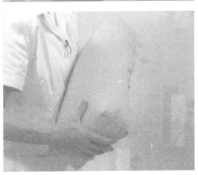

第 3 节　视力疲劳

用推拿法能够减轻及消除视力疲劳带来的不适。

推拿法 1

双手中指在左、右眉心用力向上推向额头，重复 3~5 次。

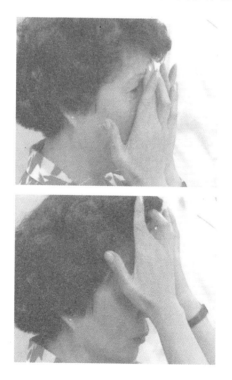

推拿法2

用手拿捏后颈部：一只手放在头枕部，头微向后仰，另一只手在颈后靠近发际线的位置拿捏，放松肩膀和颈部。然后换手重复动作5~10次。

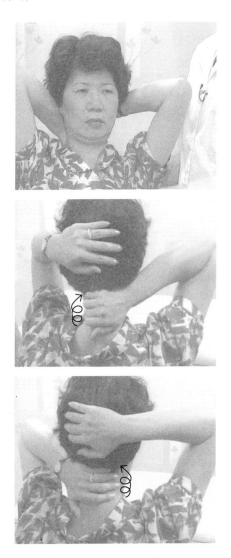

推拿法3

　　侧头拿捏肩颈部：侧头、垂肩、手放下，用对侧的手放于肩颈位，用力拿捏颈部，重复 5~10 下；换另一边重复动作。

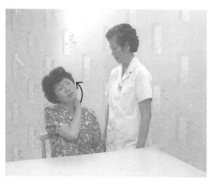

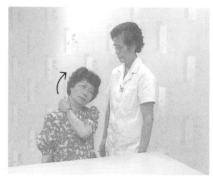

推拿法4

　　转动颈部：颈部向左右两旁尽力转，手贴两颊随着头转。

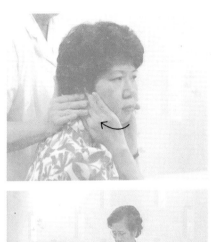

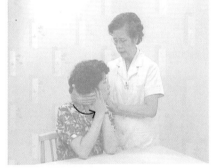

推拿法5

在眼部四周轻抹，由眉心抹向眼尾，然后在眼眶下方抹向眼尾。

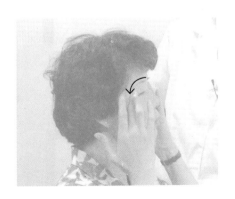

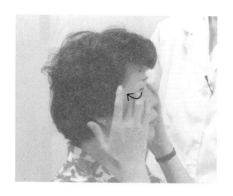

双手点按两侧太阳穴。

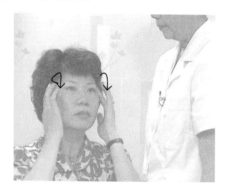

点按合谷穴，两手交替点按并推向食指位置，推至穴位感到微微酸痛便可。

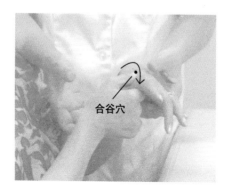

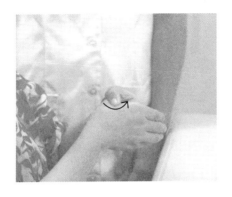

推拿法6

眼球运动：头不动，眼向上看，向下看，重复10下。

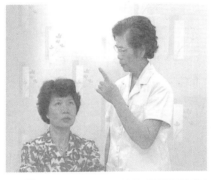

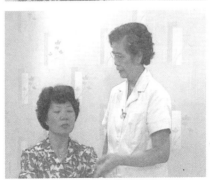

眼向左看，向右看，重复 10 下。

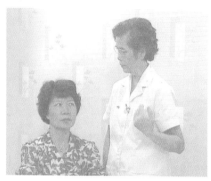

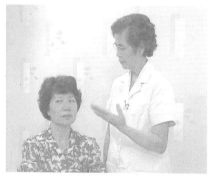

眼望至最远处，近望至鼻尖，重复 10~20 下。

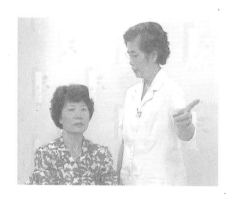

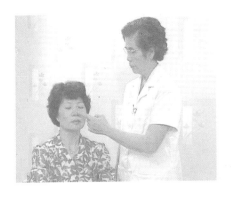

用力闭上眼睛，然后用力张开眼睛。

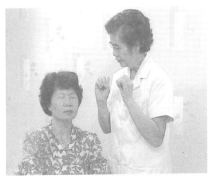

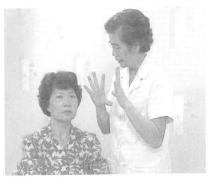

第 4 节　过敏性鼻炎

由于都市环境污染，不少人患有过敏性鼻炎。近年来有研究发现颈部劳损与过敏性鼻炎的起因有关，因此可以用家庭推拿法来预防及治疗此病。每天早上起床前，按照以下方法实行约一个月，鼻炎情况应有好转。

1. 侧卧，用手在上颈部上下摩擦 5~10 下。

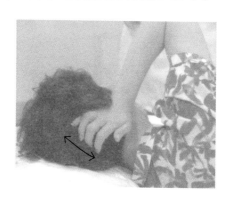

2. 用左手按住右边颈部中间位置，抬起头离开枕头，转动头颈 2~3 下，放下头，再重复动作；转身，换手重复之前的动作。重复整套动作两次。

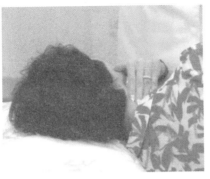

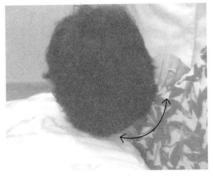

3.俯卧并将头伸出床边，双手放于后颈，头向下按压3~5下。

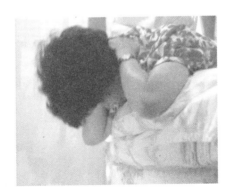

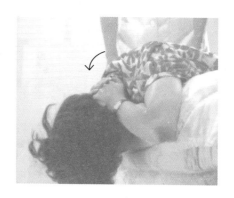

4.仰卧床上，一只手放在枕部，微微托头并放松颈部。另一只手拿捏后颈 5~10 下，然后换另一只手，重复以上动作。

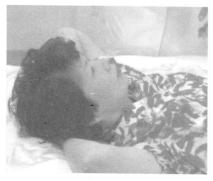

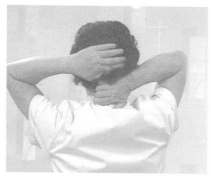

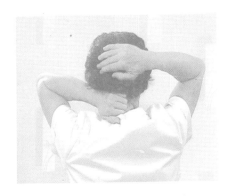

5. 用手摩擦鼻侧至额顶，再推落至脸颊，来回推擦 5~10 下；动作稍快一点，以产生温热的感觉。

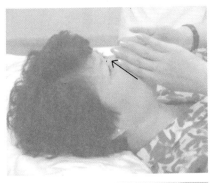

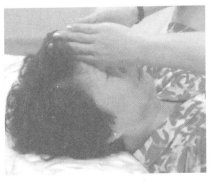

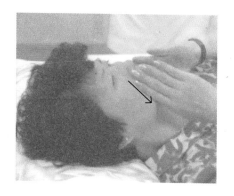

第5节 失 眠

失眠的原因有很多，通常是由于工作过度紧张、疲劳，或心情不佳所致。如有长期失眠，可以用家庭推拿法来调理及改善。以下家庭推拿法由家人每晚于患者睡前进行，连续做 10~20 天后，患者睡眠质量应有改善，重症者可能需要持续稍长时间。

1. 背部揉按：在脊骨两旁，上下各揉按 3~5 下。

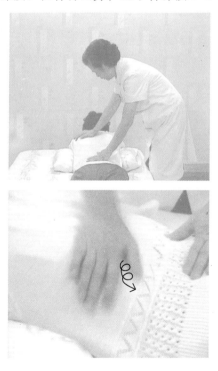

2. 摇背部：一只手扶着臀部，另一只手按在脊骨处，双手同时边推边摇，可以放松腰及背部。重复摇按 5~10 下，换至患者另一侧重复动作。

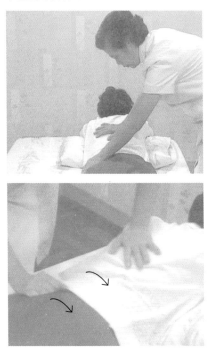

3. 双手微握并放软手腕作空拳状，左右手交替轻轻拍打背部。

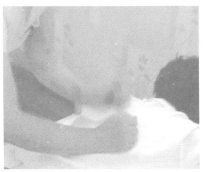

4.揉按后颈：一只手托着患者枕部，另一只手放在后颈用掌揉按 5~10 下，患者需放软颈部；换手在颈部的另一边重复动作，然后轻轻牵拉一下。

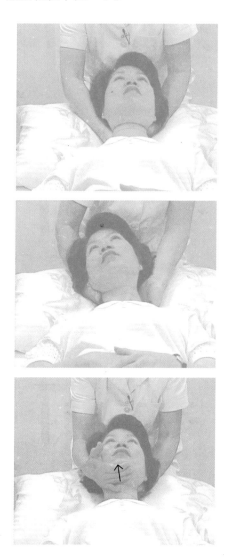

5.头面部抚摸法：

首先，双手放在前额，轻轻向上抹 2~3 下，使患者的注意力集中于头部。

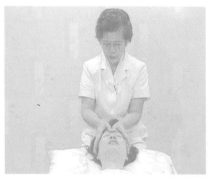

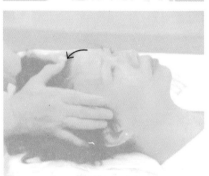

然后揉按前额，指力可稍微重一点，重复 3~5 下。

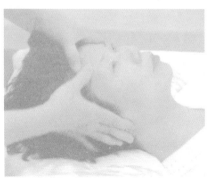

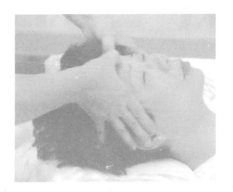

然后由眉心揉按至头顶，稍稍停顿一下。

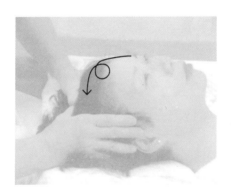

接着请患者闭上眼睛，轻抹眼部。

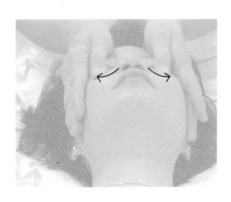

然后指力逐步减轻，揉按耳垂，顺着两边耳轮向上，重复动作 10~20 下。患者需放松全身。

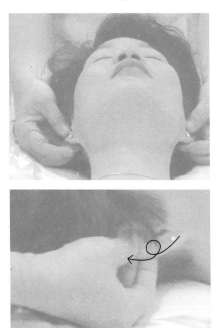

最后，抚摸头部，左手抚摸右边，右手抚摸左边，动作由快逐步转慢并减轻力度。

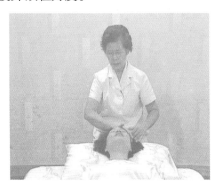

第 6 节　高血压

引起高血压的原因有很多，家庭推拿法是一个很好的辅助治疗方法。

1.推臀摇腰法

患者先俯卧。一手按着患者臀部，另一手按着背部由下至上来回推按，放松整个腰背肌肉，然后换至另一侧重复动作。

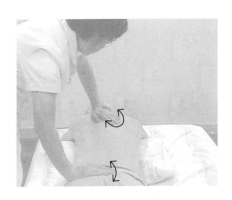

2.平推腰背部

双手放在背部，上下来回稍加用力推擦，尽量把背部擦至发红（但不要擦破皮肤），重复动作 3~5 下。

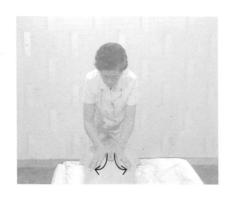

3.轻捶背部

手握空拳，放软手腕，在脊骨处上下捶打 5~10 下。

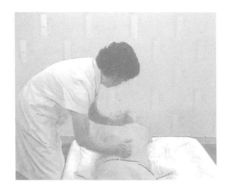

4.拿捏后颈部

先让患者放松头颈。一只手放在枕部，另一只手在后颈拿捏下颈处，稍微用力拿捏 10~20 下，左右手交替 2~3 遍，然后用双手轻轻向上牵拉头颈一下。

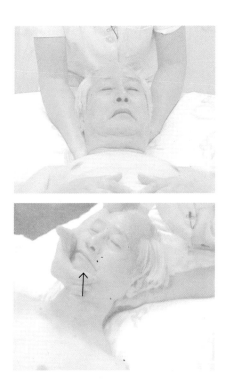

5.面部推揉法

用手掌在面部上下推揉数次，然后再从颈部推揉至额头。

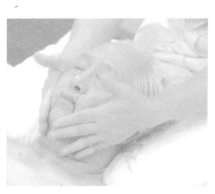

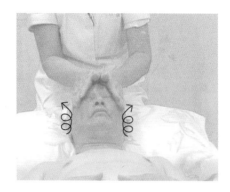

接着做耳背指揉法，用食指在耳背由上向下揉按5~10下。

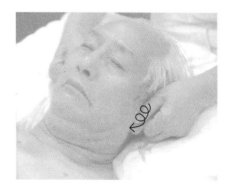

6.点按曲池穴

患者手臂微曲45°~90°，手肘横纹外侧的最尖点就是曲池穴。用力以拇指点按曲池穴并轻轻揉按，重复动作数次，之后点按另一只手。

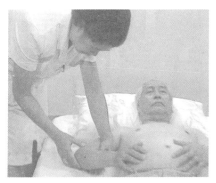

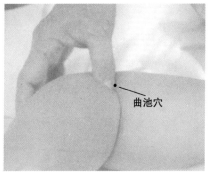

曲池穴

第 7 节　肩周炎

肩周炎是指通常发生于 40 岁及以上人士身上的肩关节疼痛或僵硬，导致患者关节活动困难。采用家庭推拿法可以帮助关节康复。

1. 在肩膀及颈部做掌揉法，包括整个肩胛骨区及肩关节周围，并由下颈部揉按至肩部约 3 分钟。

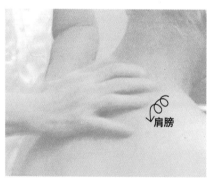

肩膀

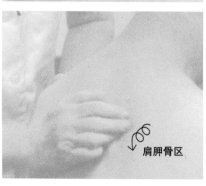

肩胛骨区

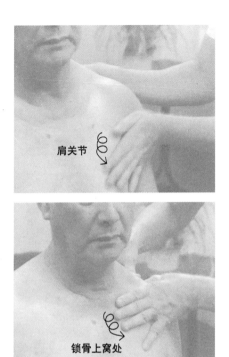

2. 两人需要配合动作。先在锁骨上方用拇指轻轻按压，寻找又硬又实的位置，用拇指轻力扶着。患者侧头并缩起肩膀用力夹向术者的手，此时术者用拇指大力向里面按压，然后放松；重复1次。

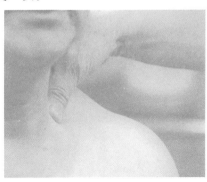

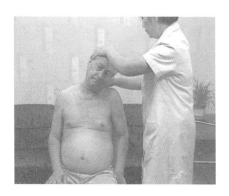

3. 用手托起下颌及后枕部位, 轻轻让头做屈伸活动, 让患者放松并分散注意力。在放松的状态下, 把头向上牵提, 再慢慢放下, 重复牵提动作 3~5 次。

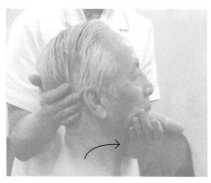

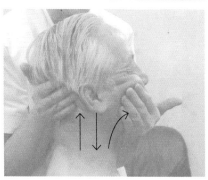

4.推拿肩膀疼痛的位置,并在肩关节的周围揉按。如果患者是初患者,用力较轻;如果是长期患症的患者,则用力较重。重复揉按约 15~20 分钟。

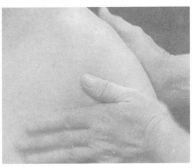

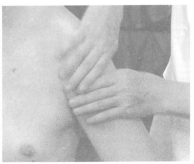

5.先用手扶着肩关节,慢慢把手臂提起向上举,再慢慢放下向后伸展,以患者能接受的活动角度为宜。随着病情好转,可以增大角度。

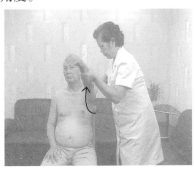

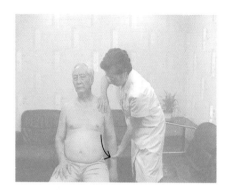

6. 扶着患者手臂做内收、外展、内旋、外旋动作，重复3~5次。

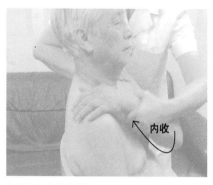

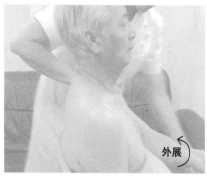

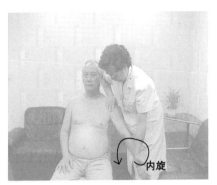

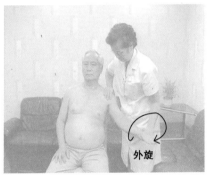

7.将手反转放在背后，手向上下移动。此动作对肩周炎患者来说难度最高。

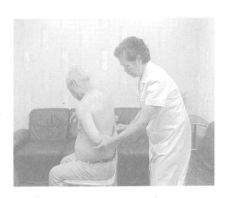

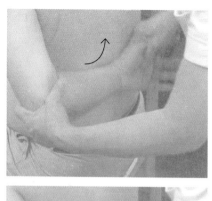

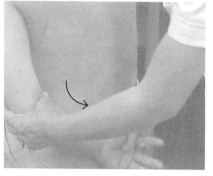

8. 牵着患者的四只手指,一边牵拉,一边抖动,将肩膀抖动松弛。

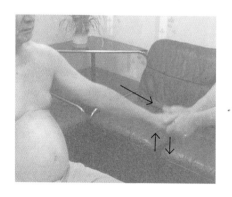

第8节　腰背痛

腰背痛在都市人中很常见，采用家庭推拿法可以消减痛楚。

1.掌揉法

充分揉按、放松腰背疼痛部位的肌肉。

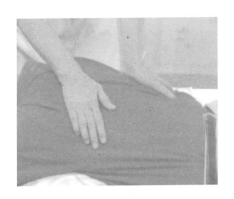

2.推臀摇腰法

一只手牵取患者裤腰，另一只手按压患者腰痛的位置，边推边摇约 5~10 下，直至腰背感觉较松弛。

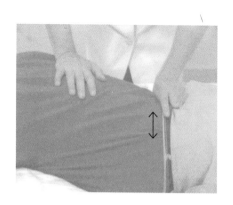

3.侧卧摇肩法

患者侧卧，上方手及脚弯曲摆放。双手分别按着臀部及肩部，前后摇动约5~6下，然后转身重复动作。

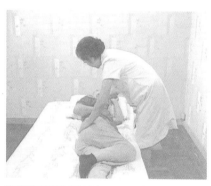

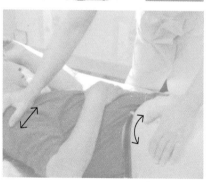

4.牵拉双腿

患者俯卧并抓紧床边。提起其中一边脚踝，一边向下牵拉一边抖动，再用力牵拉一下；换另一只脚重复动作。完成后提起双脚用力拉两下。若患者两脚不等长，先牵拉长脚 1~2 下，再牵拉短脚 2~5 下，最后双脚齐拉 2~3 下。

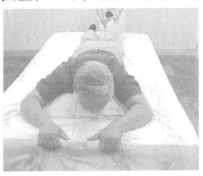

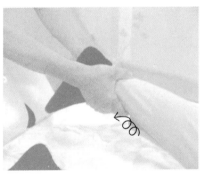

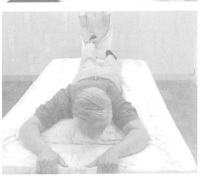

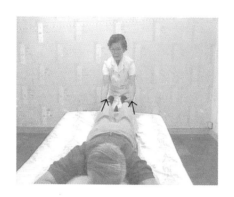

5.摩擦痛区

在腰背疼痛的位置用力摩擦 10~20 下至局部发热。若患者是下腰疼痛，则要在腰底部进行摩擦。

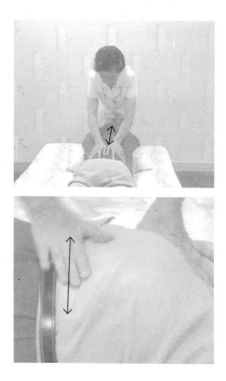

第 9 节　膝关节痛

膝关节痛除了是因为膝关节产生问题外，也可能是受到腰部的影响。因此家庭推拿法可以先对膝关节进行自我推拿，若无效再做腰部治疗。

膝关节治疗

1. 双手搓揉膝关节两旁 10~20 下，直至发热为佳。

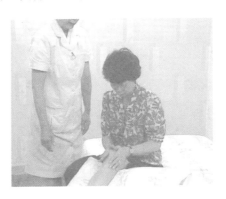

2. 按压血海穴和梁丘穴（下肢髌骨内、外上方 5cm 处）10~20 下，会感到微微酸痛；然后按摩阳陵泉穴、阴陵泉穴（小腿内侧，胫骨内侧髁后下方凹陷处）10~20 下。

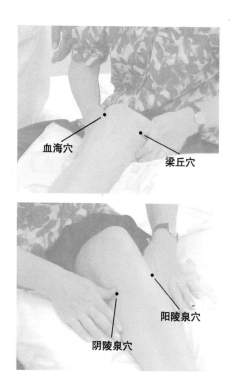

血海穴
梁丘穴
阴陵泉穴
阳陵泉穴

3.双手揉按大腿肌肉10~20下，如还觉得酸痛可以涂抹少许药油于膝眼（膝髌骨下方两旁的凹陷位置），然后再按压。

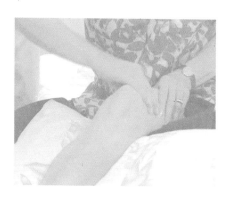

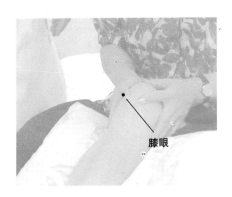

膝眼

腰部推拿

　　若经过以上推拿治疗后还感觉膝关节痛，可以请家人进行腰部推拿。

1.掌揉法

　　用掌揉压左右上腰部各 10~20 下，松弛肌肉。

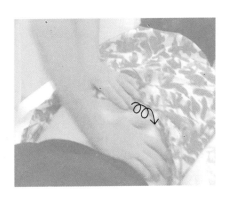

2.推臀摇腰法

　　双手分别按着臀部及腰部同步推摇，左右两边重复动作10~20 下，手掌随动作在腰部上下移动，可缓解腰肌紧张。

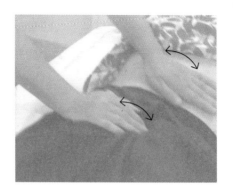

3.拇指按压法

在裤腰往上 3 个手指处，用双手拇指做按压，重复 3 次。

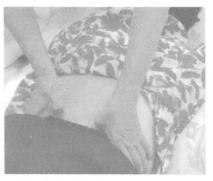

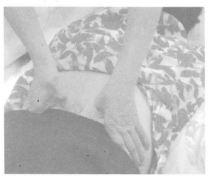

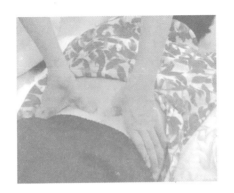

第10节 胃 痛

胃痛是普遍的都市病。患者可以采用自我推拿法来治疗一般的胃痛。胃痛推拿应在饭后1小时后进行。

1.向后转腰

患者先反方向坐在椅子边沿，用左手握着对角椅背，右手叉腰，慢慢朝右边转腰向后望，然后回复原来位置，共转腰3次；再转身做另一边，重复以上动作。

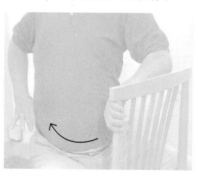

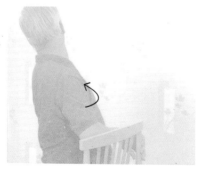

2.双掌揉按腹部

患者仰卧，用双掌揉按腹部 10~20 下。

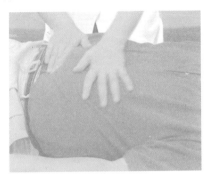

3.按中脘穴

肚脐与胸骨的中间位置便是中脘穴。

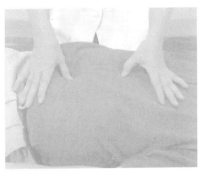

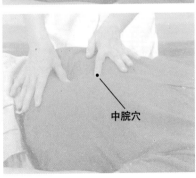

中脘穴

在肚脐以下约 3 只手指处按压关元穴；同时推按中脘穴和关元穴 10~20 下。

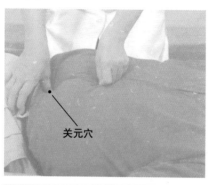

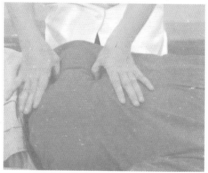

4.擦腹

向斜下方摩擦下腹，也可以在腹部两旁向上斜擦。

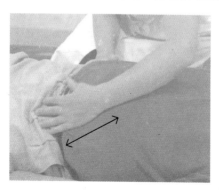

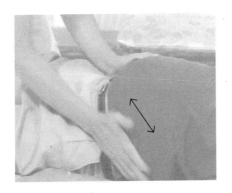

横擦上腹部至有微温热感。

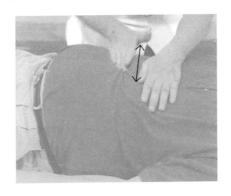

5.震摇法

在肚脐上方用手摇动胃部,最后抚摸腹部以作舒缓。

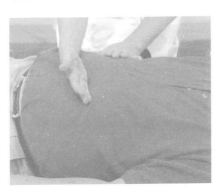

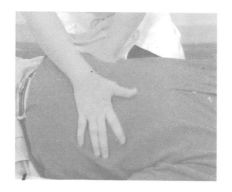

第11节 小儿消化不良

小朋友消化不良是由于饮食不正常，或因为他们较容易发生碰撞，导致经络不畅通。用家庭推拿法治疗疗效明显，可以由家长进行。

1.揉按

首先用拇指在脊骨两旁由上至下轻力揉按，重复3~5下；然后用食指贴在脊骨旁，轻轻用手捶打食指，双手一路向下移捶，在脊骨左右重复2次。

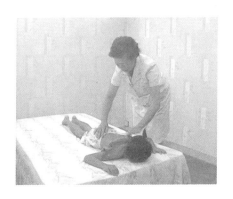

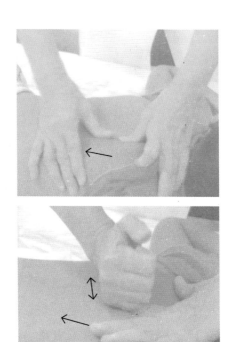

2.推摩

在背部由上至下推摩 3~5 下。

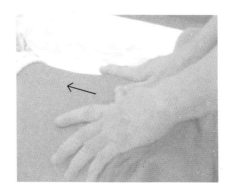

3.捏脊

　　捏脊是传统医治消化不良的方法。首先由腰骶部开始，在脊骨中间用手指把皮肤捏起，左右手交替拿捏，动作慢慢向上移，然后在脊骨旁提捏皮肤，重复动作 3 次。

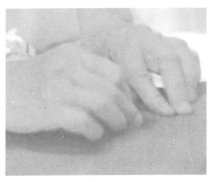

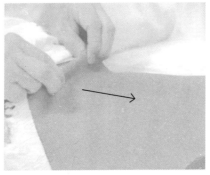

4.按腰眼

　　按压腰眼处（腰中段左右侧凹陷处）3 次。

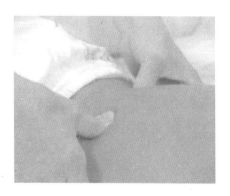

5.提摇

抱起小朋友离地，向左右两边摇荡数下，然后向上下提摇 2~3 下。

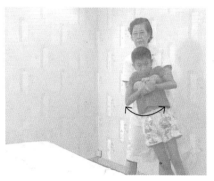

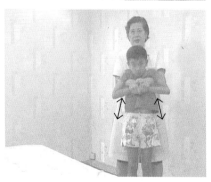

每天做一次此推拿法，一般约半个月后可见疗效，小朋友胃口大开。

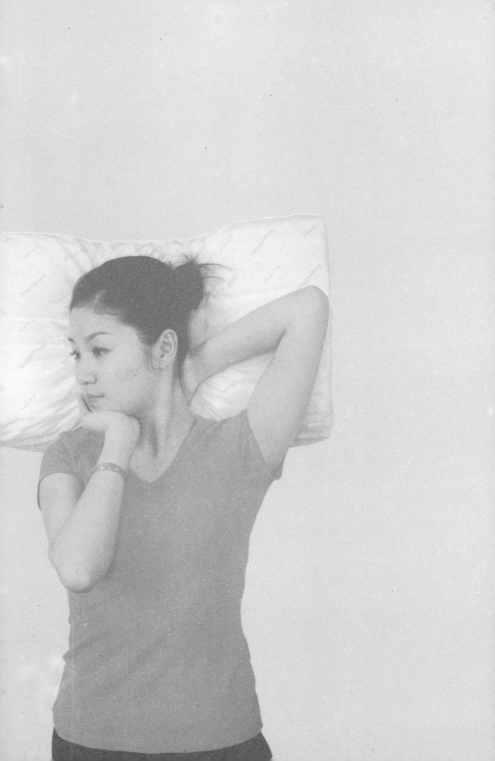

第三章 脊椎综合征的预防

　　从病因及发病诱因方面加以预防脊椎综合征，可有效地降低发病率，防止治愈患者病情复发。

　　退行性变的预防，是预防脊椎综合征的重要部分。研究通常认为脊椎的椎间盘在发育至成人后，即开始退行性改变。而同一人各个椎间盘出现的退行性变并不一致。因此退行性变的发生和发展，其原因是复杂的，但总的来说，可分为体质因素和外伤因素。加强锻炼使椎周软组织强壮有力，有助于脊椎的稳定；防止外伤也可以预防发病。从年龄上观察，我们进行的 100 例正常人颈椎 X 光片结果显示，椎间盘退行性变及骨质增生随年龄增长而增加。因此预防脊椎综合征，应从儿童时期开始注意体质的锻炼，预防脊柱的外伤、劳损。

第1节 防止外伤

头、颈、肩、腰背部的跌扑伤、碰击伤、挤压伤，易发生脊椎病，应彻底治愈，防止形成慢性劳损而引起反复发作。有些外伤是不易引起人们注意的，例如坐车打瞌睡，遇到急刹车，头部突然前俯后仰造成颈椎挥鞭性损伤；有人生气时，会随意打击孩子后头部，猛力推、踢、扯孩子的肩背部；有些青少年在体育运动中因不得要领，或不重视准备活动，造成运动损伤。暴力性的突然前俯后伸动作造成某部损伤，称为挥鞭性损伤。这种损伤多属深层的肌肉、韧带和关节囊撕裂，引起椎间失稳而易发展成脊椎病。

外伤后遗症，多因外伤时发生的脊椎间关节错位被漏诊所致，例如脑震荡后遗症，既是头部外伤，颈椎也同时受伤（发生关节错位、椎间软组织损伤，或椎间盘突出）；四肢外伤骨折的后遗症，骨折痊愈后，仍反复发生患肢疼痛、麻木、发凉无力、肌萎缩等症状，多是因为与外伤相近的脊椎也同时受伤（同上）。脊椎受伤发展成失稳，在诱因作用下"后遗症"就会复发。因此在外伤后，除治疗软组织伤和骨折外，脊椎虽已排除骨折脱位，还应重视诊治椎关节功能紊乱，这样才能有效地治愈外伤后遗症，预防脊椎病的发生和发展。

第2节 纠正生活上
的不良姿势

颈、肩、腰背部软组织慢性劳损，是脊椎病的病理基础。因此，预防慢性劳损是预防脊椎病的重要措施。生活上的不良姿势是形成慢性劳损的主要原因之一，所以，纠正日常生活中的不良姿势，对预防脊椎病有十分重要的实际意义。例如喜欢俯卧的，因为要呼吸，不可能将鼻子闷在枕头上，只能扭着颈俯卧，这样就会将第1～第4颈椎扭伤，使颈轴侧弯；有些人有驼背工作和生活的坏习惯，长年累月维持这种不良姿势，就会导致背弓大而使颈、腰弓加深，从而损害脊柱的正常力学平衡。这类不良姿势，主要是伤害某部分脊椎的关节囊和韧带，使这些"筋"松弛了，造成脊椎失稳，过早发生脊椎病或由脊椎病因导致的相关内脏病症，如胃肠神经功能紊乱症，非器质性的心律失常、胸闷气短、失眠多梦等亚健康病症。有的人平时姿势尚好，但有时却很不注意，如喜欢取半卧位姿势，将头靠在床栏上屈颈屈背看小说；有的人带孩子睡，总爱面对孩子偏睡一侧。这种特殊的强迫体位会引起脊柱侧弯，直接导致脊椎病。关于这种情况，有个很典型的病例：一个女患者，产后不久出现右腕及拇指疼痛无力，活动受限，按产后受风寒和腱鞘炎处理，经过各种治疗，半年多仍无效，后经检查是第 4、5 颈椎间关节错位，是在带孩子睡时枕头过高又偏睡一侧所引起的，纠正颈椎错位后，很快就好了。还有一种不易被人们注意的直接致病因素：人们都知道，枕头对颈部起保护作用，一个成年人，每天大约要睡 6~9 小时，即一天 24 小时中，有 1/4~1/3 的时间是睡在枕头上的，所以枕头应适合颈部的生理要求。人在熟睡后，肩颈部肌肉完全放松，只靠韧带和关节囊的韧性维护椎间结构的正常关系，长期睡高度不合适的枕头，使颈椎某处弯曲过度，就会将此处的韧带、关节囊牵长，长此以往，这些"筋"松了，使颈椎失稳，就会发生颈椎病。这些人常在睡眠时或睡醒后出现头颈背部不舒服，有的因而失眠，有的睡至半夜感到难受，只好起床活动一下再睡。总之，凡睡后或醒来出现相关症状的，都与枕头和睡姿有关。

枕头的高度不能以个人习惯为标准，应以各人身材体格为标准，原则上以睡在枕上不会使颈部扭曲为好。

我们提倡使用保健枕（图 12）。保健枕是用布做成长方八角形，内装木棉做芯，要饱满，用后形成马鞍形。根据肩宽选用，枕高等于肩宽。一侧肩宽的测量是从第 7 颈椎横突尖至肩峰外 1cm 处。我们根据人体测量设计 5 种规格的保健枕，适宜各种身材使用。例如穿中号衬衣的男性，其枕头规格为长 55cm、宽 21cm、高 12cm；穿大号衬衣者为长 60cm、宽 22cm、高 13cm。女肩比男肩窄，穿大号衬衣者，可用男中号枕，如能量肩选用最好。睡眠最好以仰卧为主（睡枕中央），侧卧为辅（睡枕两端），不要只睡一侧。每次睡前都要将枕头调整好，睡时应将颈部自然地睡在枕上，不要悬空。已患脊椎综合征的患者应改用木板床为宜，软床对脊

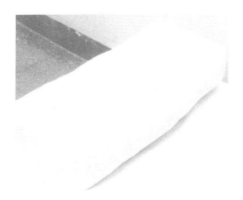

A　颈保健枕

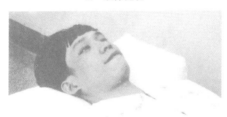

B　正卧位

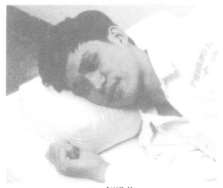

C　侧卧位

图 12　保健枕

柱失稳者易引起腰胸椎小关节错位而发病。

若旅途中无保健枕，可用毛巾将一般软枕卷起，再用衣物将仰卧处（枕中部）调整至一拳高（本人握拳），侧卧处（枕两端）一拳半高（可按个人习惯增减 1cm 高低），以保护好颈椎，避免诸多病痛发生。

人体躯干处，双肩及骨盆部横径较大，侧卧时，胸腰椎随卧姿而弯曲，如果有意或无意地长期偏向一侧侧卧，其脊柱将逐渐形成侧弯，轻者睡醒后腰背僵硬感觉不适，起床活动后恢复正常；重者发展成脊椎病。有人喜欢俯卧、半俯卧、半仰卧或将上、下段身体扭转而睡，这些睡姿均易造成脊椎某段关节发生劳损而错位，因此注意纠正睡姿十分重要。

第 3 节　预防工作中造成的慢性劳损

由于工作的需要，有些工种需要特殊姿势或强迫体位，如果平时不重视预防，很容易发生慢性劳损。例如长期电脑操作者、看显微镜的工作人员、坑道作业人员、打字员、会计等斜颈、低头和耸肩工作者，以及长期伏案工作和学习的人员，若桌椅的高度长期不合适都容易发生颈肩劳损。挑、抬、抛、掷等重力劳动，如果用力不当也容易损伤颈、肩、腰背部软组织。预防慢性劳损，纠正不良姿势，并在业余时间经常进行肌力平衡运动，是最有效的措施。例如文员在工作中感到不适时，可在座位上做个 1 分钟的"伸懒腰"式的挺胸仰头、左右转颈的肌力平衡活动，业余时间可选择游泳、跳绳、跑步、广播操或太极拳等。

第4节　老年人的预防

50岁以上的老人,脊椎或多或少已有退行性变存在,更应该注意预防。例如,枕头高度是否合适,这比年轻人更为重要。因此,无论居家、出差或在其他情况下,都要因时、因地注意改善枕头,力求适合自己的身材体格;天气寒冷时要注意保暖,减少缩颈、耸肩、弯腰等不良姿势;与别人谈话、看书报、看电影或电视时,要注意从正面注视,不要过分扭曲脊背而诱发脊椎病。总之,无论坐、立、卧和各种活动,都要重视保持脊椎的正直,如有不良姿势,应设法尽早纠正。

第 5 节 预防脊椎综合征的物理疗法

1.温热疗法

当工作过于疲劳时，下班后最好洗热水浴或在肩背部做热敷。如有肌肉酸痛可选用红外线、红光灯、场效应机、超短波等治疗。

2.超声疗法或电触中频电疗

对早期劳损有较好的疗效，可防止发展成脊椎病。无理疗条件时，可敷贴消炎止痛膏，也可采用局部推拿疗法、拔火罐、浮针疗法、水针疗法、针灸疗法。

第6节 保健功和体育锻炼

保健功有简易的脊椎保健法（见附录2）。

保健功的主要作用在于加强脊椎的稳定性，共分三大部分。自我按摩部分具有舒筋活血作用；运动脊椎关节部分能纠正关节功能紊乱；还可以锻炼体质，促进脊椎周围软组织（肌肉、韧带）强壮和恢复功能。经临床应用，效果良好。保健功最好在早晨睡醒后，起床前10~15分钟进行。练功前，先将枕头平整好，然后逐节练。图中规定的节数是基本运动量，随着练功后体质好转、耐力增强，可增加运动量。练功中如果发现某个动作容易诱发症状，可暂停练该动作，待过一段时间后，再加上这一节动作。做保健功贵在坚持，每天只花10~20分钟，无须其他条件，只要重视，就能持之以恒。更年期妇女及60岁以上老年人，脊椎失稳较重，常因睡姿不良诱发椎关节错位，应养成每天早上醒来先练保健功再起床的习惯，可预防脊椎病所致的诸多病痛。

保健功运动量较小，青壮年可根据自己体质情况再选用其他运动项目，如跑步、拳术、健身操或游泳等。老年人已有椎间盘变性的，不宜进行运动量大的跑和跳，以免诱发椎间关节错位或滑脱而发病，可选用太极拳、广播操、快步走（双

本节摘录自拙著《脊椎病因治疗学》。

手摆动大步走）和气功等运动。长期低头弯腰、负重劳动的人应多做伸展运动，如单杠、游泳、挺腰等。无严重内脏疾病的老年人和室内非体力劳动者，每天应做 1~2 次运动，运动量以能达到微量出汗为好。运动员做强力挥臂运动前，应重视准备运动，以防肌力不协调而诱发脊椎病。

第 7 节　简易脊椎保健法

以下六法，在每天早上起床前进行 1 次，熟练后只需 8~10 分钟完成。初期每天 1 次，3 个月后见效时改为每周 2~3 次，持之以恒，保持健康。

侧卧转体

侧卧，下方腿伸直，上方腿弯曲，上方手叉腰，上身做前后转体活动，幅度大为好，使腰部充分旋转，翻身重复转体，左右各 3~6 下。

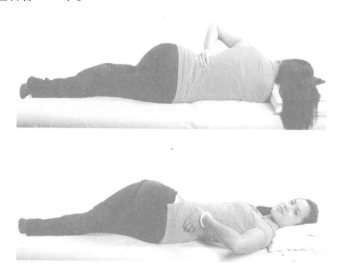

仰卧推肩

仰卧，双臂平放在床上，屈肘，双手放胸前，头转向右侧时，右肩用力向前推动（右肘不离床）；头转左侧，推动左肩，左右各 3~6 下。双手有晨僵或全手麻木感者，可多做；有肩周炎者，加耸肩、摇肩动作，再在锁骨上窝痛点按压几下。

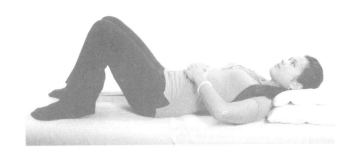

拿捏后颈

仰卧或侧卧，一手托住头后，另一手掌放在后颈，用食指、中指、无名指与手掌用力捏拿后颈，手指触及肿痛或隆突的椎关节时，可停在该处多拿捏几下。左右两侧由上而下、由下而上重复 2~3 次，达到左右转颈均感舒适为佳。

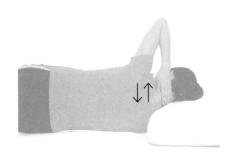

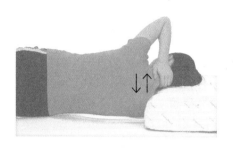

仰头摇正

　　仰卧，以右侧为例，左手托枕部，头向右转30°，右手反掌托下颌（手指指向右耳）。短促用力，右手向右上方推下颌部，使头仰起并向右上方复正，每次2~3下。双手换位，以同样方法在左侧做此动作。如有头颈单侧麻痛，应先做健侧，后患侧。

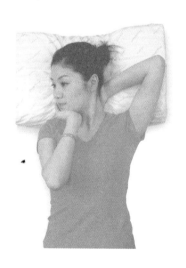
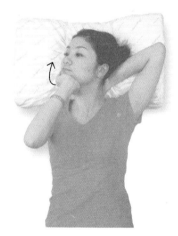

引身舒脊

仰卧，双手重叠托住后颈枕下部，双腿弯曲，脚跟分开放平，尽可能向臀部靠近，臀部轻微抬起离床，双腿同时用力将双膝向下按压，足部向上蹬，使身体受牵引力而向下移，由于双手稳定头颈部，达到颈椎、胸椎、腰椎椎间受牵引而使各椎间距增宽，对位良好，具有抗衰老和治疗脊椎病的作用。若病痛较重时，可先做单腿牵引法，左右侧各牵拉 2~3下后再做双腿牵引法 2~3 次。

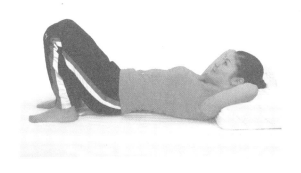

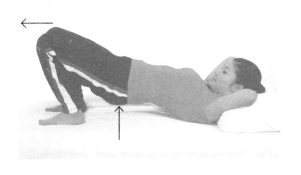

仰卧挺胸

此动作能提高脊柱稳定性，减少发病。仰卧，双手重叠托起后颈部，双脚自然伸直，以头部、臀部为支点，将背部抬起离床，同时吸气，用力将背部放回床上（同时呼气），动作自然、轻快为佳，重复30~100下。初练者每10下停顿1次，呼吸顺畅后继续练至30下。

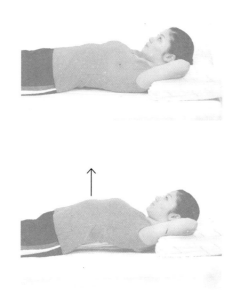

附　录　治病求其本：
美国骨科专家专访龙层花

龙层花和丈夫魏征教授研究脊椎病因治疗学课题逾四十年，创立了"脊椎病因治疗学"的基础理论和治脊疗法。2008 年 5 月 17 日，龙层花教授接受美国整骨疗法健康学会（OHWI）会长、骨科专家医生 Steve Sanet 博士的访问，以下节录访谈内容。

为何选择以脊椎病及相关的手法治疗作为研究重点？

　　龙层花：自从 1960 年订立研究题目后，我们应用新方法诊治颈椎病，发现不少患者在颈椎病治愈时，原有的头面部或全身性的慢性病症亦逐渐改善，如顽固性耳朵痛、慢性咽炎、高血压、失眠等。因此在 1972 年确定新的脊椎病研究课题时，我们重新修定研究课题为"中西医结合诊治脊椎病与脊椎相关疾病"。

你是否当初已计划成为一位用手法治病的医生？

　　龙层花：在 1956 年之前，我是物理治疗师。中医专科毕业后任理疗科医师，1976 年于广州医学院临床医学本科毕业后任康复理疗科主治医师。在中国当医生有一定的自由度，在职责范围之内，不论是西医、中医、中西医结合的诊治技术，只要对患者和疾病有帮助而无伤害的方法均允许采用。我在

1950 年开始学手法治疗技术，1972 年以后，随着课题研究进入"手法改革"，才以治脊疗法为专业。

找到一个病因对于治病重要吗？

龙层花：我坚信找出病因的重要性。读书时已深深感受到很多内科疾病的病因尚不清楚，或已知与植物神经功能紊乱有关，但对于植物神经功能为何紊乱则未有定论。治疗常用对症处理是治标不治本的做法，中医学强调"治病必求其本"，所以我很热心做这项研究。我相信找到病因将会改变现代许多疾病的治疗方法，可以让患者不需终生服药。

除了物理上的因素为主要病因外，有没有其他因素（例如心理因素）会影响脊椎相关疾病的发生？

龙层花：每个患者都有一些心理因素，多数是由久病不愈的痛苦引起，或受到精神创伤，导致脊椎病发作，病情恶性循环。我们只需在治疗中耐心开导患者，随着病情改善，建立他们对治愈的信心。

在学习手法医学时，哪位是你的启蒙导师？

龙层花：我学习的手法都属于传统方法。在 1950 年，一位红军老医生教我苏联按摩法，手法柔和。1955 年学习东北汤冈子疗养院手法。1958 年何竹林老师教中医骨伤科正骨术，当时我只知道中医治骨折和脱位的手法要点，后来在研究手法时，我认同"杀鸡焉用牛刀"的规则，更不应"矫枉过正"，因为"椎骨错位"小于"半脱位"，只属中医的"筋出槽"和"骨错缝"。研究的过程全技术标准化，魏征是我最重要的辅导老师。在为期半年的解剖学研究中，我结合脊椎病的生理病理新知识和脊柱的生物力学失衡致病的机理，加上要避免手法致伤，采用了"生理运动复位法"和"体位复位法"的手法，强调"稳""准""轻""巧"四个要点。

人的疾病及失衡如何出现？

龙层花：以脊椎病和脊椎相关性疾病为例，青少年的急性外伤常常会导致椎间盘提早退变，而青壮年的慢性劳损则会导致脊柱失衡。工作和生活中的不良姿势，是慢性劳损的主要原因和脊椎病的发作诱因。老年人的椎间韧带相对松弛，脊椎退变是老年性脊柱失衡的重要原因。只要保持椎骨间的正常位置，不发生椎关节错位及脊髓、神经、血管的通道挤压，就可降低发生脊椎病的机会。

以往遇上的挑战与灵感如何改变你的生命历程？

龙层花：我数十年辛勤研究脊椎病因治疗学，仍是处于初级阶段，其中凡事亲力亲为，教我清楚各个细节、方法自如运用，对老年保健受益最大。我逾八十岁高龄，较同龄人士有更健康的体力和脑力去做我感兴趣的工作。

应该以哪一官能来诊断？

龙层花：在理论研究中，应该虚心向别人、向书籍及学术报告学习。在临床研究中，亲力亲为诊治疑难患者，耐心地聆听患者的主诉。疗效不理想时，先从治脊方案中找出不足之处，不轻易怀疑患者的主诉。另外，除非是不属于治脊疗法适应症，不要放弃每一个疑难病例。在诊断工作中强调触诊的重要性。

遇上失败的病例是否曾令你改变这想法？

龙层花：我一生做事无怨无悔。由失败中汲取经验及教训，从而在工作中可以更耐心地说服患者。要注意在彻底治愈脊椎病的病例中，医生占六成功劳，患者占四成。医生所占的六成中，有四成是诊治正确，余下两成是教育患者。在患者的四成功劳中，纠正不良姿势、坚持练保健功、采用牵引法和以适宜的运动抗衰老、预防外伤各占一成。

最成功的病例是？

龙层花：我们研究的每个病种的首例，都是最成功的病例。一般人认为，手法不适用于内科急、危的重病治疗，因此有两个病例值得一提：一例是冠心病并频发室性早搏（二联律），中医治疗两个月、西医治疗四个月都没有好转，以治脊疗法三次后痊愈，由此立题"治脊疗法治疗冠心病、心律失常的实验研究"。1989 年 1 月，运用中医的"急则先治其标"和现代脊柱整体观，对一位心肌梗死后仍在垂危的患者，运用三阶段的治脊方案加以救治，结果患者得以康复。另一例，1996 年 12 月，有一个脑溢血 80 多毫升的 76 岁男患者，在手术后昏迷，手术后两天的血压仍持续在 285/123mmHg，深切治疗部请专家会诊后告诉家属，患者生命垂危，若幸运能醒来也可能成为植物人。我检查出其 C5 部位向左侧摆并后旋，建议用手法复位，按高血压病用牵引下正骨手法，三分钟的正骨手法和三分钟的点穴，手法治疗后在错位颈椎关节肿胀处贴消肿药贴。两小时后血压缓慢下降（降血压药也逐渐减少），一周后血压降至正常，一个月后病情转危为安。根据治脊疗法进行半年的康复治疗，康复情况良好，患者的家人都认为是奇迹。

有些疾病有自愈功能。你认为医生的作用是什么？

龙层花：脊椎病和脊椎相关疾病，在发病早期，患者如果能够认识脊椎间关节错位而自行调治，有可能完全康复。医生对患者的正确诊治，如同火车轨道的开关，让病情可以转到能治愈的方向，调动和发挥人体的康复功能。

对于后人，有何寄语？

龙层花：我和魏征一致希望后继有人，有志者接力研究下去，预计需要三代人的刻苦奋斗，才能完成脊椎病因理论的确立。我在《脊椎病因治疗学》一书中说明了本课题的目标：让人类有个健康的脊柱，使婴幼儿健全发育成长，青壮年体壮力健、奋力工作、幸福快乐，老年人延年益寿、健康开心。要达到此目的，只有努力不懈地深入研究、加强教学及宣传推广。同时，必须建立好研究所、医学院、学术平台。我常对学生们说，手法是工具，脊椎病因治疗学理论才是根基。

出版后记

头痛、肩颈痛、肩周炎、鼻敏感、失眠、高血压等疾病都是现代都市中较为常见的慢性病，而这些慢性病都与脊椎病有着密切的关系。

我国著名脊椎病专家龙层花为提高民众防治脊椎病的意识，为都市人群提供切实有效的都市病防治方法，在编著了《脊椎病因治疗学》、《脊椎病防治》和《腰骶椎防治》等书后，又编著《龙层花都市病家庭推拿法》一书，此书一经香港商务印书馆出版，便受到广泛好评。这次我们出版简体中文版，也是希望能使更多的读者从中受益。

本书分为三大章，第一章主要介绍有关脊椎的生理知识、脊椎病的病因、诊断方法和推拿疗法；第二章是针对十一种都市常见慢性病的家庭推拿法的详细图解，教给读者方便实用的自我诊断、自我预防、自我治疗的方法；第三章是对脊椎综合症预防的介绍，针对不同的都市人群，作者提出了不同的建议；此外，附录中还收入了对龙层花医生的专访，以及一组简易的脊椎保健法。随书光盘中包含了龙层花医生对十多种常见都市病推拿法的讲解，读者可以根据自己的情况观看、学习。

服务热线：133-6631-2326 188-1142-1266
读者服务：reader@hinabook.com

后浪出版咨询（北京）有限责任公司
2014 年 8 月

图书在版编目（CIP）数据

龙层花都市病家庭推拿法 / 龙层花著 . ——北京：世界图书出版公司北京公司，2014.8
ISBN 978-7-5100-7991-7

Ⅰ . ①龙⋯　Ⅱ . ①龙⋯　Ⅲ . ①推拿　Ⅳ . ① R244.1

中国版本图书馆 CIP 数据核字（2014）第 105199 号

龙层花都市病家庭推拿法

作　　者：龙层花	筹划出版：银杏树下	出版统筹：吴兴元
责任编辑：张怡　郝佳　关静潇	营销推广：ONEBOOK	装帧制造：墨白空间

出　　版：世界图书出版公司北京公司
出 版 人：张跃明
发　　行：世界图书出版公司北京公司　（北京朝内大街 137 号　邮编 100010）
销　　售：各地新华书店
印　　刷：北京上元柏昌印刷有限公司（北京市海淀区四季青镇东平庄甲 1 号　邮编 100195）
（如存在文字不清、漏印、缺页、倒页、脱页等印装质量问题，请与承印厂联系调换。联系电话：010-62493677）

开　　本：889×1194 毫米　1/32
印　　张：4　插页 3
字　　数：81 千
版　　次：2015 年 1 月第 1 版
印　　次：2015 年 1 月第 1 次印刷

读者服务：reader@hinabook.com　188-1142-1266
投稿服务：onebook@hinabook.com　133-6631-2326
购书服务：buy@hinabook.com　133-6657-3072
网上订购：www.hinabook.com　（后浪官网）

ISBN 978-7-5100-7991-7　　　　　　定　价：29.80 元（附赠 DVD）

后浪出版咨询（北京）有限公司常年法律顾问：北京大成律师事务所　周天晖　copyright@hinabook.com